大原健士郎選集①

神経質性格、その正常と異常

森田療法入門

大原健士郎

星　和　書　店

Seiwa Shoten Publishers

2-5 Kamitakaido 1-Chome
Suginamiku Tokyo 168-0074, Japan

まえがき

「森田療法は科学だ」、これは、私の恩師故高良（こうら）武久（たけひさ）教授が常々言っていた言葉である。おそらく先生も、森田（もりた）正馬（まさたけ）先生から、いつもこの言葉を聞かされていたことだろうと思う。

現代で科学というと、すぐに生化学だとか物理学などを連想する。もちろん、それらも科学だろう。しかし、生化学や物理学で人間の心を説明することは、困難である。いずれは、それが可能になる時代がくるかもしれない。

しかし、その日がくるとしても、まだまだ先の話である。

高良先生も、若い頃には生化学や神経心理学（大脳病理学）の研究をしていたことがある。それが森田療法の研究に方向転換した理由を、こう説明していた。

「生化学や大脳病理では、人間の心がわからないんだよ」

だからといって、精神病理学や心理学で人間の心が完全に理解できるかというと、はなはだ眉（まゆ）

唾もの学説もある。

森田先生も高良先生も、奇抜な学説は樹てなかった。正常心理学的にも理解できる学説を樹て、患者の治療効果を通して、それを実証しようと努力したのである。

森田の時代には、心理検査法もなければ、電気生理学的な尺度もなかった。森田は常々、こう言っていたそうである。

「私の生き方、死に方をよく観察していてほしい。私は自分の言動を通して、私の学説を実証するのだ」

森田療法はまさに「人間の科学」なのである。森田も高良も、その時代その時代で、森田療法を科学たらしめる努力をしてきた。

この本では、森田の原法と理論が中心になっている。それとともに、森田の生い立ちから死ぬまでの生涯が、記録されている。

森田の生き方を知ることは、森田療法を知ることにつながるのである。

森田療法家の中には、自らの心の悩みを森田療法で治した人が多い。彼らは身を以て、森田療法の効果を実感している。

私事になるが、十年ほど前に妻を亡くした時、私は心身ともに最悪の状態だった。その時、私を救ってくれたのは、森田の「外相整いて内相自ら熟す」であった。

心で泣いても、日常生活を健全に保つことは可能だったのである。そしてまた、肉親に次々と先立たれ、病身のわが身を鞭打ちながら、自らの人生を生き切った森田正馬の生涯も、私には大きなお手本になった。

私のこの貴重な体験も、人間の科学である森田療法を実証するものであると信じて疑わない。

本書は「森田療法入門」を意識して書いた。この本を読むと、森田正馬先生がどのようにして森田療法を創り、どのようにして実施してきたかが、よくわかるはずである。


ただこの本は患者さん用だけでなく、森田療法を施行する治療者や森田療法の研究者たちを意識して執筆した。そのため、理論や技法をただ解説するだけでなく、それらを導き出した背景についてもかなり詳しく述べてある。その理由は、森田療法については現在でも学者の間で見解が分かれる部分も少なくないので、できるだけ読者が納得できるように資料を多く掲載したからである。そのため、かなり読者には難解だったり、煩雑だったりする箇所があるのではないかと懸念される。そこで、「序章」として「森田正馬の業績」を載せることにした。これは二〇〇〇年の「精神医学」誌からの依頼原稿である。「精神医学」誌は日本の精神医学を築いた学者（精神医学における日本の業績）を連載することになり、その第一回目に森田正馬がとりあげられ、私が執筆することになったものである。この論文は編集委員から「流石大原先生だ」とおほめの言葉をいただいた。

この論文は本文と多少重複する点があるが、森田の人と業績を簡潔に記載してあるので、本文の理解に役立つと思う。

なお、患者さんを対象とした啓発書は②の『あるがままに生きる』と③の『とらわれる生き方、あるがままの生き方』で詳述する。

目次

第一章「神経質」と「神経症」の違いを知る

第三章　創始者森田正馬を知る

序章　森田正馬の業績

はじめに

森田正馬（一八七四～一九三八）は一八七四年（明治七年）一月十八日に高知県の片田舎、冨家村（現在の野市町）で出生した。父二十二歳、母二十六歳の時の子である。家業は裕福な農家だったが、父親は農業のかたわら、小学校の代用教員をしており、厳格だった。母親はむしろ溺愛型だった。

森田は幼名を光といったが、長ずるにつれて正馬と呼ばれた。森田は晩年になるまで母親や親戚の人たちからも正馬と呼ばれ、現在では正馬と呼ぶ学者も多いが、父親が村役場に届け出た名前は正馬だった。森田自身も第五十八回形外会（一九三六年六月二十七日）で、患者たちに「私の名は、本当は正馬でなく、マサタケと読みます。馬の一字名もあるが、その時はタケシと読みます」と述べている。森田は自分の名前をどう呼ばれようとあまりこだわらなかったようであるが、筆者自身は公の場（論文や学術講演など）では、意識的にマサタケと呼ぶようにしている。

森田は雅号を最初は是空といい、やがて形外というようになった。形外とは中国語の辞書にも出てくる言葉だが、「形」は形而上学を意味する。つまり、形外とは思弁的に物事をとらえるのではなく、事実をあるがままに見ようという森田の姿勢が現れている。

森田療法は人名がついた精神療法である。このような精神療法は、きわめてまれである。学者によっては、自分が考案した治療に自分の名前をつける行為を軽蔑する人もいる。しかし、森田療法という名称は森田自身が名づけたものではない。森田療法は家庭的療法、体験療法、恐怖破壊法、訓練療法、鍛錬療法、あるがまま療法、不問療法、自己洞察療法など、さまざまに呼ばれていた。森田も何か良い名称はないものかと模索していたようである。森田の弟子である宇佐玄雄（うさげんゆう）が「自覚療法はどうでしょうか」と森田に尋ねたところ、「それは良い。君が言い出したこととして記録しておき給え」と言ったというエピソードがある。森田自身は「神経質に対する特殊療法」と言っていた。一九三七年（昭和十二年）、下田光造（しもだみつぞう）の弟子である中脩三（なかしゅうぞう）がドイツのデュッセルドルフに留学し、当地で日本の精神医学とりわけ森田の神経質とその治療について講演した。この講演はドイツの医学雑誌に森田の治療として紹介され、これが日本に逆輸入され、誰言うともなく「森田療法」という名が誕生したといわれる。

「森田療法」以外の森田の業績

森田正馬というと、日本独自の精神療法である森田療法の創始者として、あまりにも有名であるが、森田には森田療法以外にも世界的に優れた業績がある。

1　作業療法（生活療法）の創始者

森田が東大を卒業した年、つまり一九〇二年（明治三十五年）には、東大教授呉秀三はスイスなどで行われていた救治活動からヒントを得て、教授夫人たちに働きかけ、精神病者慈善救治会を発足させていた。呉は作業療法を重視し、一九〇四年に巣鴨病院（都立松沢病院の前身）作業二十二ヵ条を作らせたが、その前年の七月に、森田は巣鴨病院の作業療法の主任に任命されている。これは、わが国における作業療法（生活療法）の最初である。

森田は最初、女性患者に対しては編物をさせたり、男性患者に対しては写字とか袋張りをさせたりしたが、これは治療というよりも、病院内に監禁されている患者の無聊（ぶりょう）の苦しみを救いたいという森田の心情から出たものであった。しかし、この試みが意外に奏効し、患者に好影響を与えることを知り、戸外の作業療法に踏みきったのである。そして、次第に農作、開墾、養鶏、養豚なども行うようになった。そのかたわらで、看護人講習会案を作成し、オルガンを購入して遊戯を奨励し、看護婦に軍隊式の訓練も行った。この活躍ぶりは、まさに日本のピネル（Pinel, Ph. 一七四五〜一八二六）と言うにふさわしいものだった。

この作業療法の経験が、その後の森田療法の創始に大いに役立ったと森田も述べている。

2　祈禱性精神病と迷信の研究

森田が巣鴨病院で活躍していた頃に、かねて土佐の犬神憑きの調査を願い出ていたのが許可になった。妻の久亥（ひさい）は女児を死産したばかりの時だったが、久亥が病院から退院するのを待って故郷の土佐に向けて出発した。

犬神憑きとはもちろん迷信であるが、土佐には犬神家と呼ばれる家系があり、そこの娘が嫁に行く時に犬神も一緒についていくといわれる。犬神の形はネズミほどの大きさで、これが憑くと人間が変わったようになり、時には犬のように吠えたりする。治すには祈禱がよいとされ、祈禱師が犬神と会話して、出ていくように祈るのである。この調査は約一ヵ月間行われ、三十六名の患者を診察し、その多くはヒステリー性の精神病様状態や神経症であることを突きとめた。森田は祈禱師にも会い、石砕きとか火伏（ひぶせり）の術も見せてもらったりしている。

この研究の結果、森田は祈禱性精神病という病名を作り出し、特殊な疾患として位置づけた。

これは宗教精神医学における大きな貢献だった。森田はその後も宗教的妄想に関心を抱き、当時新興宗教だった天理教祖や金光教祖などの優れた病跡学的研究が残されている。

森田療法の創始

1　試行錯誤の連続

森田療法というと、天才的な東洋の学者森田が禅や東洋思想を背景にして、独創的に創始したユニークな精神療法と思っている人が多い。しかし、そうではなくて、森田は当時「神経衰弱」（神経症という名称はなかった）に効果的といわれていたありとあらゆる療法を自ら試み、効果が認められない療法はすべて捨て、効果的な療法だけを残し、それをうまく組み合わせて森田療法を創始したと考えられている。

森田は一九〇三年（明治三十六年）に慈恵医院医学専門学校教師に就任し、一九二五年（大正十四年）に東京慈恵会医科大学教授になったが、当時の慈恵医大には精神科病棟がなかった。森田は大学の関連精神病院に神経症患者を入院させ、いろいろと工夫をしたが、当時は作業療法がうまく行われていないため断念した。一九〇六年二月一日、森田が三十二歳の頃に、森田療法発

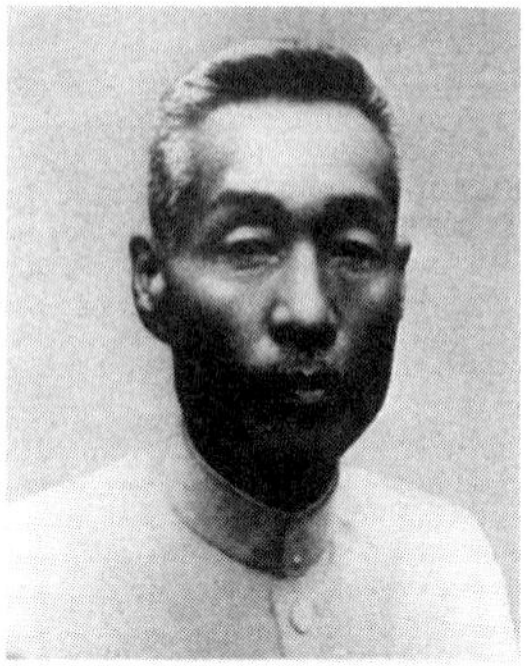

写真1　55歳ころの森田正馬

祥の地である本郷蓬萊町六十五番地に転居した。一九一九年（大正八年）八月に森田の親しい人で毎日三十七度二分から五分くらいの微熱があり、肺炎を疑われている人物がいた。彼は「痔が悪い、神経衰弱がある」と言って仕事もしないで無為な生活を送っていた。森田は自宅の二階に空き部屋があるから、転地保養のつもりで来るようにすすめた。彼は森田宅でお世話になり、健康人らしい生活を送るうちに一ヵ月後には症状が消失し、健康を回復した。この治療からヒントを得て、森田は家庭的に患者を治療することを思いつき、好成績をおさめることができるようになった。森田は当時のことを回想して、「余の入院療法は、家庭的療法である」と述べている。この例は、恐らく森田療法による治療第一号というべきものであろう。この例を重視すると、森田療法は一九一九年に創始されたと言っても良いかもしれない。森田が神経症の治療を志してから、実に十数年を経過していた。森田はこの長い期間、試行錯誤し、内外の文献を網羅し、それを咀嚼し、実際に試み、執拗に改良に改良を加え、徐々に独自の特殊療法を完成していったのである。

すなわち、当時、神経症（神経衰弱）に有効だといわれていたブロム剤、燐・砒素剤、亜鉛チンキなどの内服、ヌクレイン酸ナトリウム、リンゲル、臓器製剤などの投与を行い、それらが無効であることを知ったし、ビンスワンガー（Binswanger, O.）の生活正規法を翻訳し、日本流に変えて施行したり、デュボア（Dubois, P.）の説得療法をまねて、患者を難しい理屈でねじ伏せてみたりしたが、それも期待したほどの効果が得られなかった。森田は独学で催眠療法を習得し、催眠術の名人といわれ、教えを乞う人も多かった。森田は催眠療法で神経症を治し、症例報告もしている。森田の初期の著書には催眠療法も記載されている。しかし、催眠療法は赤面恐怖に効果がないという理由で、森田療法からは削除された。森田の記述によると、易断や骨相学なども施行したようである。森田は自ら神経質に悩み、特に大学生の頃には雑念恐怖で苦しんだことは有名だが、高等学校から大学時代にかけて、腹式呼吸や白隠禅師の内観法なども試みている。その他気合術や大霊道や加持祈禱なども試み、効果のないものは捨てていった。巷間伝えられるところによると、禅の勉強もした。森田の弟子である宇佐玄雄や鈴木知準らは、森田療法に禅を取り入れていることで有名である。森田はそれについては何も言わなかったが、森田自身は森田療法に禅を取り入れることはしなかった。

森田療法では禅まがいの言葉がよく出てくる。しかし森田は、禅だけでなく、ニーチェ、孔子、子夏、親鸞、徒然草など、数多くの著書から、森田療法で利用できる言葉を取り出し、それに森田独自の思想を吹き込んで森田療法を構成していったのである。このことは森田が残した数多くの色紙や書からもうかがい知ることができる。前述のように森田も禅の勉強をしたこともあったようである。しかし、禅の公案の試験に落ち、それっきりになったということである。森田の高弟の一人古閑義之（こがよしゆき）は、興味深い述懐をしている。「森田は禅語をアチコチに使用しているけれど

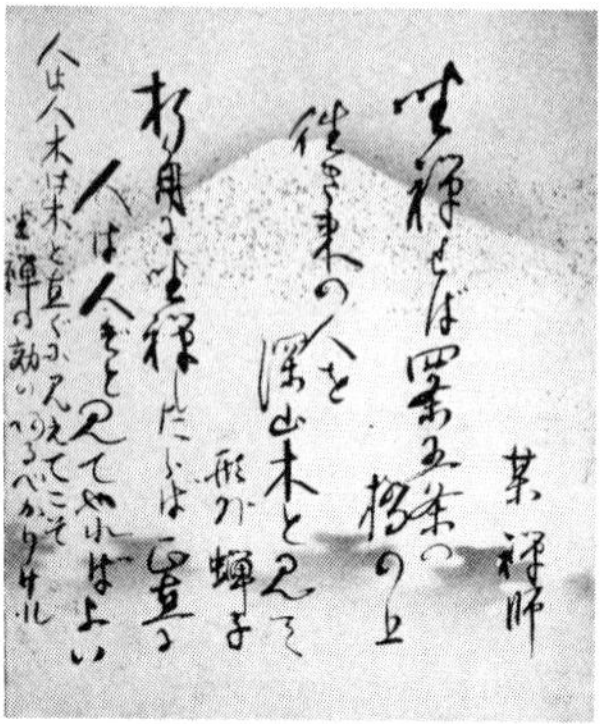
写真２　森田正馬の色紙

も、禅における意義と同じものとして採用しているのではなく、その説明にあたっては、しばしばこの言葉は有名な禅の言葉だけれども、実は禅のほうでどのような説明をしているか、私は知らない。しかし私としては、こういう意味で使っているのだと解説されたのであった」（一九七三）。例えば雲門禅師の「日々是好日(にちにちこれこうじつ)」も森田療法でよく使用される言葉であるが、森田療法では、「仕事・勉強で充実した日であれば良（好）い日であり、そうでない日は悪い日だ」と説明する。

森田は禅は宗教であり、森田療法は科学だという気持を常に抱いていた。興味深い色紙があるので掲載しておこう（写真２）。

森田は精神分析嫌いで知られている。折あるごとに分析の丸井清泰と論争したことは有名である。しかし森田はやみくもに精神分析を嫌ったのではなく、当時の性欲説をあらわにした思弁的な分析を排したのである。森田はフロイト（Freud, S.）にならって催眠療法や夢の研究をして優れた論文を残しているし、「フロイドハ面白イコトヲ言ッテ居ル、総テひすてりーノ病状ハ意識以下ノ下意識ニ於ケル不用要素ノ働カラ起ルモノガ多イ、又ひすてりーノ痙攣ハひすてりーノ下意識ニ働イテイル感動ガ身体的ニ表レテ、起ルモノデアル、サウイフ風ニ言ッテオリマス……」と記述している。

森田が臨終を目前にして夢を見た。そばにいた弟子に夢の内容を記録させ、「あとで分析してみよう」と述べたことは有名であるが、これをみても、森田には分析だから排するという姿勢はなかった。

2　治療対象となった「神経質」

森田は現在でいう神経症を「神経質」とヒステリーに二大別した。「神経質」は大人のなる神経症で、ヒステリーは子供あるいは人格未熟者のなる神経症とし、森田療法は「神経質」によく効く治療だとした。森田の後継者高良武久は、神経質という言葉は神経質な性格と混同されるきらいがあるので神経質症という用語に変えたが、これに対しては古閑義之らは猛烈に反対した。「森田は神経質者を病人と見ないのに〝症〟をつけると病人になってしまう」というのである。下田光造は果てしない議論に妥協案を出した。「森田神経質」としたらどうかと提案し、現在では森田神経質という用語が用いられている。

森田は症状から「神経質」を分類したが、著書を出版するごとに分類が異なり、後述するように理論でも技法でも改良に改良を加えた様子がうかがわれる。

一九二五年

(1)普通神経質

⑵ヒポコンドリー
⑶発作性神経症
⑷強迫観念

一九二六年

⑴普通神経質（一般に体質性神経衰弱症とか脳神経衰弱症とかいうもの）
⑵ヒポコンドリー
⑶発作性神経症
⑷強迫観念症

一九二七年

⑴固有神経質（普通）
⑵発作性神経症
⑶強迫観念症

このような経過を経て、一九二八年に⑴普通神経質、⑵発作性神経症、⑶強迫観念症と現在のように分類が確立した。森田は発作性神経症は自分の命名によるものだと述べている。また強迫行為を示すものは「神経質」から除外した。

森田は「神経質」を学問的には変質者あるいは病的気質に分類したが、患者に対しては向上発展心の旺盛な出世型の性格の持主としてアプローチした。

森田理論

森田療法を理解するためには、写真3のような色紙を頭に入れておくと理解を助けるかもしれない。

思想の矛盾というのは、「神経質」は「かくある」という事実と「かくあらねばならぬ」という理想の矛盾に悩んでいることを指摘したものである。事実唯真（じじつただしん）とは、事実だけが真実であるということで、素直に自分の「あるがまま」の姿を認めて、やるべきことを目的本位、行動本位にやろうということである。

一般に森田療法は完成された形で残されたと言われているが、必ずしもそうではない。

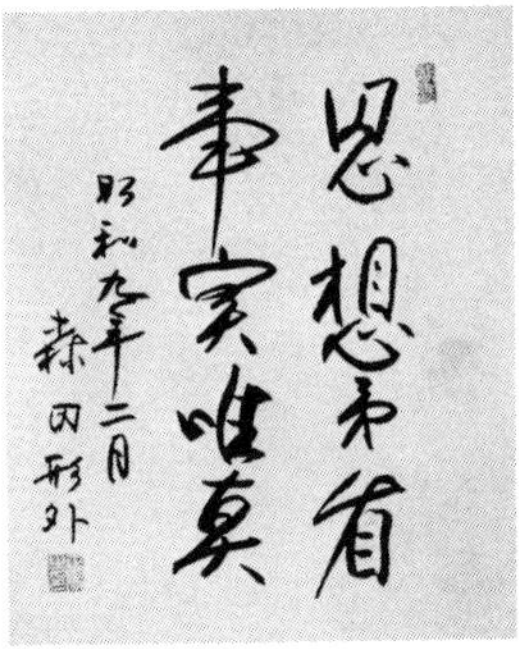

写真３　森田正馬の色紙

1　「ヒポコンドリー性基調・精神交互」説

森田によると、人間は多かれ少なかれ、生来的にヒポコンドリー性基調を持っている。これは、小心、取越苦労、完全欲、潔癖、過敏などに裏づけられる精神的傾向、素質である。「神経質」はこのヒポコンドリー性基調を多く持っている。これは状況によって大きくなったり、小さくなったりもする。強いヒポコンドリー性基調を持った人が、何らかのきっかけ（ヒポコンドリー体験）によって、それまで外界に向かっていた注意が、自分の心身の変化に向けられるようになる。すると、注意の集中が起こり、続いて感覚が鋭敏化し、次には意識が狭窄し、そのことばかりを考えるようになり、ますます注意が集中し、感覚の鋭敏化、意識の狭窄というふうに堂々めぐりが始まり、結局は「とらわれ」の状態になる。これを精神交互作用と呼ぶ。この場合、発病に最も重要な因子はヒポコンドリー性基調であり、症状発展に重要な役割を果たすものは精神交互作用である。図1には、「神経質」発生の機制を模型図として示してある。

なお、その他、思想の矛盾、精神拮抗作用、自己暗示、予期恐怖なども症状形成に関与してくる。これで、「神経質」発生に関する理論が完成されたわけだが、問題は続出した。まずヒポコンドリー性基調は何かということである。森田自身は「奇妙な言葉だが、一応こうしておく」と述べている。森田はヒポコンドリー性基調を素質だとしたが、森田のよき理解者であった下田光造は、「素質もさることながら、幼小児期の環境的な因子によっても大いに影響される」と主張し、森田もいったんはこの説を認めた。しかし晩年には、「そうは言っても、やはり遺伝的に伝承された素質だ」と素質論に戻っていた。

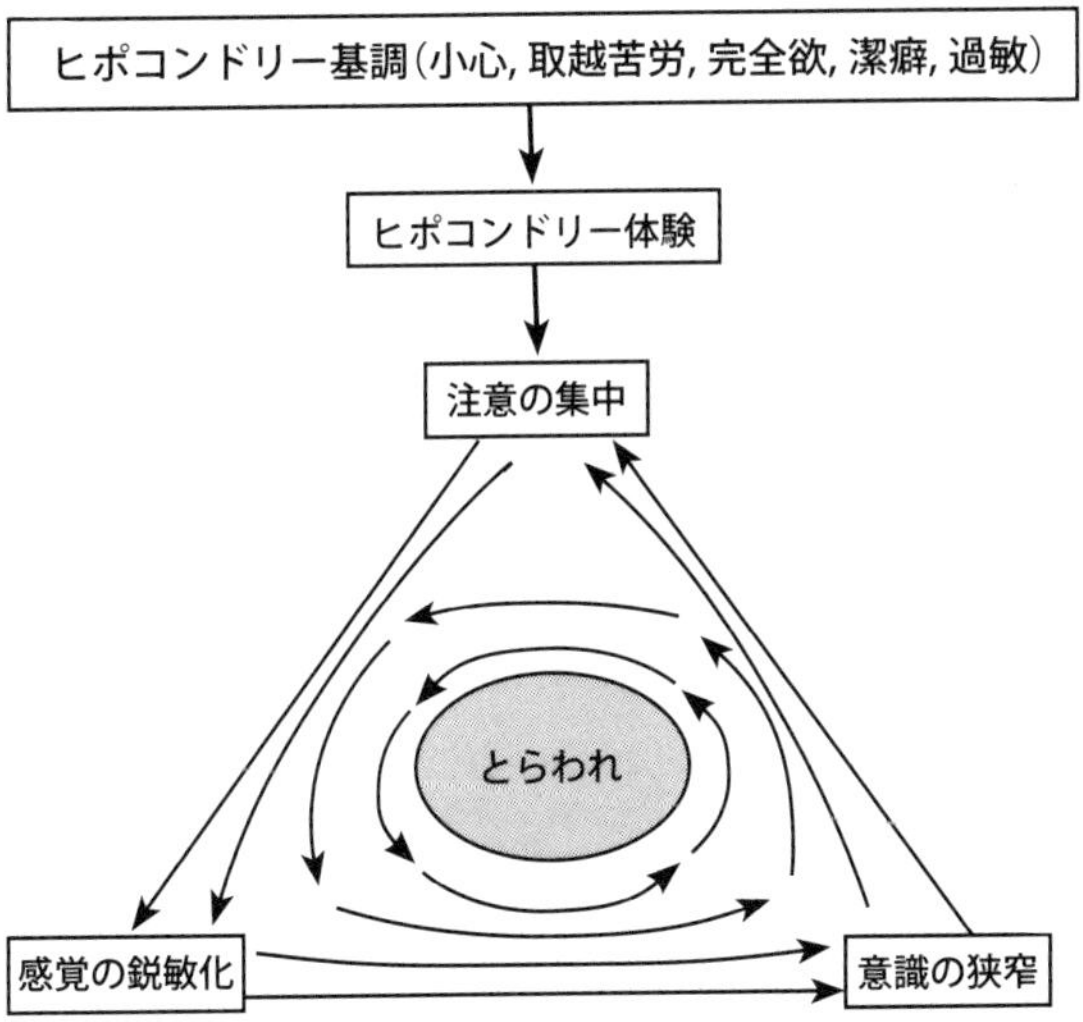

図1 「とらわれ」の機制

下田の弟子であり、森田にも師事した高良武久は、森田理論からヒポコンドリー性基調という言葉を除き、適応不安という用語を代わりに用いた。森田療法の後継者である高良の発言は大きな物議をかもした。「森田は生物学的にヒポコンドリー性基調を唱えたのに、高良は心理学的な用語を導入した」というのである。

筆者の見解としては、ヒポコンドリー性基調は「神経質傾向」という用語に置き変えても良いように思っている。「神経質」者の中には素質を重視すべき者もいるし、環境を重視すべき者もいる。精神病理学的には両者を区別することは困難である。しかし、いずれも治療対象になっている現実がある。

2 「生の欲望」と「死の恐怖」説

森田の「ヒポコンドリー性基調・精神交互作

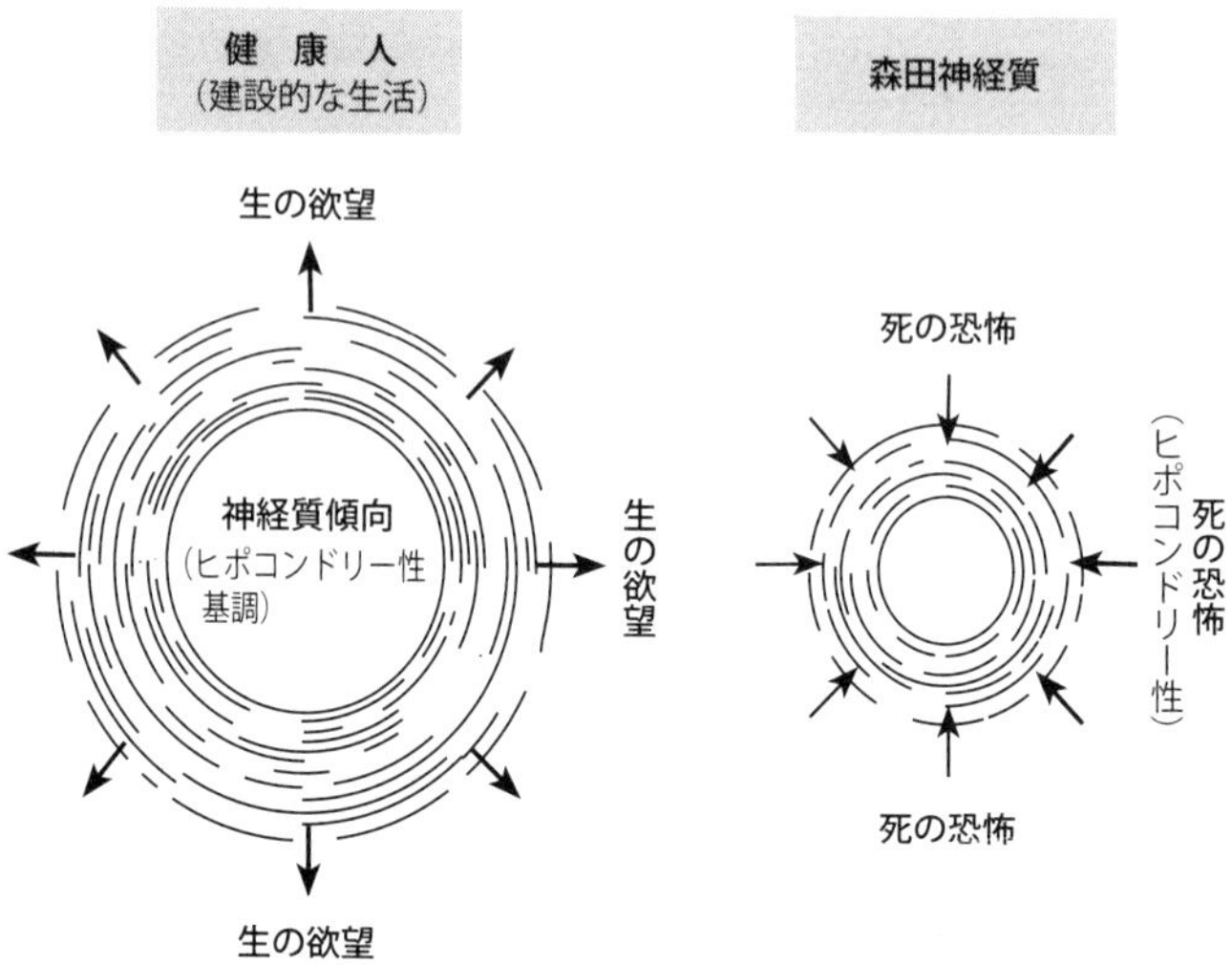

図2　「生の欲望」と「死の恐怖」

用」説は、問題を残しながらも完結したかのように見えた。しかし、一九二五年頃から、森田は「生の欲望」説を主張し始めた。これは森田が肺結核症に悩んでいたこともあるかもしれない。森田は一九三〇年に愛児を失い、一九三五年には杖とも柱とも頼む妻を失ったが、次第に「生の欲望」説は形外会などでもしばしば語られるようになった。森田は弟子たちに、「生の欲望を自ら実証してみせる。私の生き方、死に方をよく見ていて欲しい」と折にふれて熱っぽく語っていたし（高良談）、臨終間際になると主治医に「患者は必死じゃ、駄目だと思っていい加減な治療はしてくれるな」と訴え、「死にたくない。まだやり残したことがある。死にたくない」と涙を流した。臨終直前に夢の記録を命じたことは既述したが、昏睡から醒めて、周囲の弟子たちに「意識障害とは」と自分の症状をもとに講義を始めたエピソードも有名である。

森田は「生の欲望」を整理して文章に残してはいないが、筆者らは「生の欲望やヒポコンドリー性基調」などについて、残された記録を可能なかぎり集めて、整理してみたことがある。その結果、次のようになる。

(1)病気になりたくない、死にたくない、生きたい。
(2)より良く生きたい、人に軽蔑されたくない、人に認められたい。
(3)知りたい、勉強したい。
(4)偉くなりたい、幸福になりたい。
(5)向上発展したい。

森田によると、「生の欲望」はヒポコンドリー性基調から派生するものであり、生来性のものということになるが、生来性のものは(1)くらいであり、あとは二次的に派生したものである。生の欲望に沿って建設的な生活を送っている人が健康人で、何らかの理由で「生の欲望が挫折し、自分の心身の変化にとらわれて非建設的生活に甘んずるようになると森田神経質になる。つまり、図2に示すようにプラスの方向に向かう精神的エネルギーは『生の欲望』で、マイナスの方向に向かう精神的エネルギーは『死の恐怖（森田神経質のヒポコンドリー、つまりヒポコンドリー性）』」ということになる。

この説は理解容易であり、これだけでも森田理論にもなりうるが、森田の真意からすれば、上記の二つの理論を合わせて、すっきりした形で理論展開をしたかったのではないかと思う。

森田療法の実際

森田療法は、とらわれからの脱却、死の恐怖から「生の欲望」への精神的エネルギーの転換ということになるが、基本的な姿勢は「気分はあるがままに受け入れ、やるべきことを目的本位・行動本位にやる」ということである。「外相整いて内相自ら熟す」「健康人らしくすれば、健康になれる」をモットーとする。技法の詳細は教科書や成書に記載されているので省略する。

森田療法には外来式と入院式があるが、入院式では四期に分かれる。第一期は絶対臥褥（がじょく）期で約一週間。一切の慰安を排し、昼となく夜となく横臥させる。この目的は⑴心身の安静をはかること、⑵生の欲望をかり立て、起床後の生活の原動力にする。⑶鑑別診断（重症の精神病では生の欲望がかり立てられない）。⑷煩悶即解脱の境地の体得、などである。第二期は軽作業期で、基本的には起床はしてもまだ隔離療法である。第三期は中作業期、第四期は重作業期で、次第に社会復帰の準備をさせる。

森田は治療期間を四十日と定めたが、最近では六十日〜九十日の病院が多い。森田療法で特徴的なことは、絶対臥褥のほかに、日記指導、講話形式の集団療法、形外会に代表される患者の自助組織などであろう。いずれも、森田がわが国で最初に始めた治療技法である。

おわりに

森田療法は、地動説が天動説に変わったことになぞらえて、精神療法の分野では「コペルニクス的展開」といわれている（高良）。森田は何度となく、自分の治療を外国雑誌に投稿したが成功しなかった。自説を支持する学者も少なく、不遇を嘆いていたといわれる。しかし、呉秀三という良い師を持っていた。呉は森田の論文を教授会に提出し、学位をとらせようとしたが、反対者が多くて一度はパスしなかった。しかし、呉は教授会を再び説得し、学位が授与された。森田は良い友人も持っていた。下田光造は森田療法を自分の教科書にも掲載したし、数多くの弟子たちに森田療法を教えた。森田は高良武久という良い後継者にも恵まれた。高良は生涯を通して森田療法の継承と発展に努力した。

今日、森田療法は内外で高い評価を受けるようになった。森田は決して孤独ではなかった。謝して瞑すべきだと思う。

第一章　「神経質」と「神経症」の違いを知る

——試行錯誤、改良を繰り返し、完成に

日本独自の精神療法「森田療法」

森田が創始した森田療法は、わが国独自の精神療法（心理療法）であるといわれる。確かに森田正馬という日本のすぐれた精神科医が創始した精神療法であることは事実である。

しかし、森田療法は天才的な精神科医が独創的な発想からユニークな技法を創り出したものではない。

森田は十数年間も試行錯誤し、内外の文献を網羅し、それを咀嚼し、実際に試み、執拗に改良に改良を加え、徐々に独自の特殊療法を完成していったのである。

すなわち、当時、神経症（神経衰弱）に有効だといわれていたブロム剤、燐・砒素剤、亜鉛チンキなどの内服、ヌクレイン酸ナトリウム、リンゲル、臓器製剤などの投与を行い、それらが無効であることを知ったし、ビンスワンガー（Binswanger, O.）の生活正規法を日本流に変えて施行したり、デュボア（Dubois, P.）の説得療法をまねて、患者をむずかしい理屈でねじ伏せてみたりしたが、それも期待したほどの効果が得られなかった。

たとえば、ビンスワンガーはかなり厳しく生活を規定する。第一週目は次の通りである。
(1)起床後、一杯の牛乳、スープを飲み、後散歩。
(2)九時、卵、パン、バター。
(3)九時半、マッサージ(下腹部、胸部、頭部、頸部)。
(4)十時半、温水摩擦、後十一時迄就床。
(5)十二時、スープ、野菜、肉、果物を食し、一時間休息、後園芸、散歩。
(6)五時、牛乳、パン。
(7)六時、温浴(隔日)または湿布包装法(四日間おきに休)。
(8)七時、パン、バター、スープ、暫時休息、後運動。
(9)十時、就床。

第二週の後は、マッサージの代わりに摂氏三十五度の温浴に入れ、または戸外運動をさせ、第四週には患者として扱わず、客人のように自由を与え、十分の食物、肉類、野菜を食べさせ、一日おきに一杯のビール、時には一杯のブドウ酒を与える。

第五週において治療の一期を終えたものとして帰宅させ、その後も大いに運動をさせる。

森田はビンスワンガーの生活正規法を翻訳し、いろいろと日本風にアレンジしたが、効果が上がらなかった。

森田はビンスワンガーのように厳しい生活規定を廃し、普通の生活の中で患者の治療をしようと試みた。

そしてビンスワンガーが精神的作業としてすすめる昼寝、無用の談話、交際、小説類の耽読、囲碁将棋などの勝負事、間食などを禁じ、患者の境遇に応じて、作業や読書などの範囲、程度を定め、なるべくその範囲内で自由に生活させるように試みたのである。

デュボアの説得療法についても、森田は次のように批判している。

「デュボアによると、医師は病人に具体的論理を以てその誤った観念を説得し、これを思いとどまる方法を教え、その生涯と運命についてよく考えるように主張する。それはそれで結構なことだが、多くの実例をみると、彼は理論を重視し過ぎる。私は患者の体験を重視する。特に強迫観念症の人たちは医師の説明がなくても十分に病的観念であることを承知している。デュボアのやり方では強迫観念症を治すことができない。彼の言っていることは結局、『気のせいだ。気をとり直せば良いことだ』と言っているに過ぎない」

森田は催眠療法の名人であったが、森田療法には催眠療法は取り入れられてはいない。それは催眠療法では患者、とくに強迫観念症は治すことができないのを知ったからである。

森田の精神分析嫌いは有名だったが、彼はただやみくもに精神分析を嫌ったのではなく、性欲説をあらわにした古典的な精神分析の陳腐で非科学的な理屈を批判したのである。

彼は「フロイドハ面白イコトヲ言ッテ居ル」（一九〇八年）と書いたこともあるし、夢についての論文もある。

森田が臨終場面で見た夢を弟子に記述させ、あとで分析したいと述べたのは、分析から何かを学ぼうとする姿勢をうかがわせるものがある。

森田療法と禅

森田は当時、「効果的」と考えられるものは何でも試みて、利用しうるものだけを残し、森田療法をつくり上げていったのである。

結局、彼は当時の主な治療法であった安静療法、作業療法、説得療法、生活療法のエッセンスを取り出し、それらをうまく組み合わせて、彼独自の精神療法を案出したと理解されている。

森田療法というと、すぐに禅と関係が深い治療だと思われがちである。とくに欧米の学者たちは、そう思い込む傾向が強い。

森田療法には、禅まがいの用語がよく出てくる。しかし、森田は禅の言葉を利用しただけでなく、子夏、『論語』『徒然草』、ニーチェ……など、数多くの著書から、森田療法で利用できる言葉を取り出し、それに森田独特の思想を吹き込んで森田療法を構成していったのである。

森田の弟子の中には、森田療法に禅を取り入れている治療者もいるが、森田自身も、高弟の高良武久や古閑義之も禅を導入することはなかった。

古閑はこのことについて、興味深い述懐をしている。

「森田は禅語をアチコチに使用しているけれども、それらの意識について、禅における意義と同じものとして採用しているのではなく、その説明にあたっては、しばしばこの言葉は有名な禅の言葉だけれども、実は禅の方でどのような説明をしているか、私は知らない、しかし、私としては、こういう意味で使っているのだと解説されたのであった」（一九七三年）

巷間（こうかん）伝えられるところによると、森田も禅の勉強をしようとしたこともあったようである。しかし、禅の公案の試験に落ち、それっきりになったということである。

古閑の言葉に付言しておくと、森田はいろいろな言葉を利用しながら、森田独自の精神、哲学を吹き込んだのである。

たとえば、「あるがまま」という言葉は、本来の意味は自然体ということである。自然体は老荘の思想と相通ずるものがある。

かつて中国を講演旅行した時、中国学者から質問された。

「私は〝あるがまま〟を患者に施行した。しかし、少しも効果がなかった」

老子、荘子によると、「あるがまま」とは風の吹くまま、足の向くまま、野山を散策するということである。これでは、神経症はよくならない。

森田療法でいう「あるがまま」とは、「気分は〝あるがまま〟に受け入れ、やるべきことを目的本位・行動本位にやる」ということである。

雲門（うんもん）禅師の「日々是好日（にちにちこれこうじつ）」も森田療法ではよく使用される言葉である。森田療法では、

「仕事・勉強で充実した日であれば良（好）い日であり、そうでない日は悪い日だ」

と説明する。気分がいくらよくても、生活内容が充実していないと、よい日ではないのである。気分（症状）がいくら悪くても、その日一日が充実していればよい日なのである。

このように考えてくると、森田療法の精神が十分に理解されていないと、森田が使用した言葉が生きてこないし、森田が使用した数多くの言葉の意味を理解しないと、森田療法がわからないという、堂々めぐりに陥る危険性がある。

本書では、可能な限り、森田の言葉を翻訳して紹介することに努めたが、読者の中には、森田の原典を読むことを希望する人もいるかもしれない。

そのような人には、この本の補章に、森田療法の言葉の辞典をつけておいたので、参考にしていただきたいと思う。

二――特殊療法として誕生

「神経質」を病気と考えない

森田療法は、人名がついた精神療法である。このような精神療法は、きわめてまれである。学者によっては、自分が考案した治療に自分の名前をつける行為を軽蔑する人もいる。しかし、森田療法という名称は森田自身が名づけたものではない。

森田は何かよい名前がないものかと模索していたようだが、結局、神経質の特殊療法と命名していた。

それまでは、前述したように家庭的療法と言っていたこともあるし、体験療法、恐怖破壊法、訓練療法、鍛錬療法など、さまざまな呼び方をしていた。

弟子たちも、あるがまま療法、不問療法（治療にあたって、あれこれと質問することを控えさせた）、自覚療法、自己洞察療法などさまざまに表現していた。一つのエピソードがある。

森田の弟子である宇佐玄雄が、「自覚療法はどうでしょうか」と森田に尋ねたところ、「それはいい。君が言い出したこととして記録しておきたまえ」と言ったそうである。

このエピソードからも、森田は自分が創始した治療をどう名づけるか思案していたことがうかがわれる。森田が命名した特殊療法という言葉は、一般的に考えると、神経質に特効的にきくのでそう呼んだと考えてもよさそうである。

しかし井上常七によると、そうではないとのことである。森田は、森田療法を内科や外科のような治療とは考えていなかった。

森田は、(森田) 神経質を病気とは考えていなかった。病人でないのに、治療というのはおかしな話である。そのため、森田は治療とは言わずに、修養・教育・訓練・しつけなどの言葉をよく使用した。

しかし、諸般の事情から、森田療法も治療であると考えざるを得なくなった。そのため、内科や外科などとは違う治療であることを明確にするため、「特殊療法」と名づけたそうである。

森田は自分が創始した治療を欧文で論文に書き、外国の専門誌に投稿したが、難解であるという理由で採用されなかった。

森田は彼のよき理解者であった九州大学の下田光造(しもだみつぞう)教授に協力を求めたが、それでも成功しなかった。

執拗(しつよう)なまでに懇願する森田を下田がたしなめて、森田はようやく欧文の論文をあきらめたそうである。

ところが、ひょんなことから森田療法が西欧に紹介されることになった。一九三七年(昭和十二年）四月、下田の弟子である中脩三がドイツのデュッセルドルフに留学していた。彼は当地で日本の精神医学、とりわけ森田の神経質とその治療について講演した。

当時のドイツはヒットラーの時代で、きわめて親日的であり、聴衆の中には満田久敏ほか、多くの日本人もいた。中の演題は「神経質の概念」（Der Begriff der Nervosität）で、これがS. Moritaの治療としてドイツの医学雑誌（Zentralblatt für Psychotherapie und ihre Grenzgebiete, Bd.12,H.I）に掲載された。

これから、森田の療法が日本に逆輸入され、誰言うともなく「森田療法」という名が誕生したというのである。

森田神経質の特徴と分類

森田療法は、（森田）神経質と呼ばれる一種の神経症に対する特殊療法として誕生したことは、すでに述べた。

神経症とは心因性の疾患であり、患者はさまざまな症状を示すが、その訴えに相当するような器質的な病変が存在しない（非器質性）という特徴を持っている。

森田によると、心因性疾患は以下のように分類される。

(1)（森田）神経質
(2) ヒステリー
｝神経症

(3) 心因反応（反応性うつ病、統合失調症様反応、その他）

（森田）神経質は成人に起こる神経症で、森田理論で説明ができ、主として精神症状を示す。ヒステリーは、子どもないしは人格未熟な人に生ずる神経症で、精神症状の他にさまざまな身体症状、幻覚・妄想、意識障害など、どちらかというと重症の症状を示し、森田理論では説明ができない。

心因反応は、心理的なショックで精神病様症状を示し、精神療法だけでは治癒困難なものである。

（森田）神経質はこのように考えると、心因性疾患の一部ということになるが、実際の臨床ではおびただしい数が存在し、心因性疾患の大多数を占める。

したがって、森田療法は（森田）神経質の治療と言わないで、神経症に対する特殊療法といっても過言ではない。

ここで、（森田）神経質という言葉を少し説明しておきたい。森田は治療対象になる患者を「神経質」と呼んだ。

この神経質という言葉は「神経質な性格」と混同されるきらいがあるので、高良武久は神経質という言葉の代わりに「神経質症」を使用した。

しかし、この用語に対して、古閑義之らは猛烈に反論を唱えた。その理由は、「森田正馬は神経質者を病人と見ないのに〝症〟をつけると病人になってしまう」

というのである。この議論は「神経質」を病人と見なすか見なさないかの立場の違いから出ている。森田の持論を遵守すれば神経質ということになるし、治療をする以上病気と見なすべきだと考えると、神経質症になる。

下田光造は、果てしない議論に妥協案を出した。「森田神経質」としたらどうかというのである。したがって本書では、森田のいう神経質を森田神経質と呼ぶことにする。

ここでさらに付言しておきたいことは、高良の「神経質症」に対する古閑らの反論は、いささか的はずれの感がある。

というのは、森田自身にしても、後述するように、神経質の分類の中に発作性神経症とか強迫観念（恐怖症）など、「症」という言葉を使用しているからである。

思うに、森田はいわゆる「神経質」を精神病扱いはしなかったし、患者の悩みは正常心理でも十分に理解が可能であることから、患者へのアプローチは「健康人とは何ら変わりはない。出世型の性格だ、よい性格だ」と言い続けたのであろう。

しかし、学者としての森田は神経質を「変質者」の中に分類しているのだから、病気（病態像）という考えは、当然持っていたものと思われる。

なお、森田は異常人格を、次の七型に分類している。

(1)神経質、(2)ヒステリー、(3)意志薄弱、(4)感情発揚性素質、(5)感情抑うつ性素質、(6)感情執着性素質、(7)分裂性気質。

森田神経質がどのような特徴を持っているかについて、高良武久は次のように指摘している。（一九六五年）

(1)患者は、自分の病的症状を克服して正常にもどそうとする強い意欲を持っている。
(2)患者は、自分の病的状態に対する反省批判の能力を持っている。
(3)本症の発生機転は正常心理学的にも十分理解できる性質のもので、その間に了解困難な心理的飛躍は認められない。
(4)本症はヒポコンドリー性基調を有するものにおいて、ある動機における体験によって誘発され、精神交互作用、自己暗示、精神拮抗、思想の矛盾などによって発展し、固定された心因性の疾患である。
(5)本症状は、主観的虚構性を持っている。
(6)患者は非社会的ではあり得ても、積極的な反社会性を示すことはない。
(7)患者は、本質的な知能障害や感情の鈍麻を示さない。

森田のいう〝神経質〟は以上のような特徴を持っており、他のヒステリーや幻覚妄想を持つ心因反応、あるいは抑制力の欠乏した意志薄弱者や反社会的な人格障害者と区別される。

なお、高良の指摘の中で、ヒポコンドリー性基調とか精神交互作用など、難解な用語が出てくるが、これらは森田理論の項で説明する。

森田神経質は、症状発生の状態から以下のように分類される。

(1)普通神経質（いわゆる神経衰弱）不眠症、頭痛・頭重、頭内もうろう、感覚異常、疲労亢進（こうしん）、能率減退、脱力感、胃腸神経症、劣等感、小心・取り越し苦労、性的障害、目まい、書痙（しょけい）、耳鳴り、振戦、記憶不良、注意散漫など。

(2)強迫観念（恐怖症）対人恐怖（赤面・正視・視線・自己表情恐怖など）、不潔恐怖、疾病恐怖、不完全恐怖、読書恐怖、卒倒恐怖、外出恐怖、吃音（きつおん）恐怖、罪悪恐怖、縁起恐怖、尖鋭（せんえい）恐怖、雑念恐怖、高所恐怖、せんさく癖など。

(3)発作性神経症（不安神経症）心悸亢進発作、不安発作、呼吸困難発作。

以上の分類は便宜的なものであり、判然と区別し難いものもある。

なお、森田は強迫行為を森田神経質より除外している。

森田のいう強迫行為は、精神的葛藤（かっとう）を伴うことはほとんどなく、その行為は多く衝動的で、縁起恐怖や不潔恐怖などのように、ただ単にそうしなければ気がすまないという気分のままに直接それ相当の行為をとるものであり、患者は深い自己内省あるいは病識を欠き、自分で治そうとする意欲のないことが特徴である。

したがって森田神経質に比して治癒困難で、森田は意志薄弱性のものと考えている。しかし、強迫行為を示す患者でも森田療法が奏効する場合が少なくない。

なお、森田の初期の論文では、これらの三分類の他にヒポコンドリーが加えられていたが、その後ヒポコンドリーは普通神経質の中に入れられて三分類になった。

三――「生の欲望」という概念

誰でも持っている欲望

「生の欲望」という概念は、森田の基本的な考え方の一つである。この言葉はヒポコンドリー性基調、とらわれ、精神交互作用、死の恐怖、あるがまま、などとともに森田によって常時使用され、森田の没後も森田学派によって忠実に継承されてきた。

森田はこれらの言葉を、厳密な説明を要しない、それでいて誰にでも理解できる、いわば公理として用いた傾向があるが、「生の欲望」の概念は、必ずしも明確とはいえない。

とくに森田は、論文・随筆はもとより、形外会や講演会などでも折にふれて「生の欲望」を取り上げ、「ヒポコンドリー性基調」に対すると同様に、種々の概念をこの言葉の中に盛り込んだため、彼が「生の欲望」を具体的にどのように規定していたかを知るには、まず森田による資料を十分に集め、それから最大公約数を割り出し、論を進めるのが妥当のように思われる。

とくに森田は、学術論文や学術的な著書では、この「生の欲望」という言葉を使用しないで森田療法を説明している一方で、一般人向けの講演会や座談会ではふんだんに「生の欲望」を口にして森田療法を解説している。

そのため、この本では、森田の精神を生かして「生の欲望」を含めた森田理論を展開していくつもりである。

なお、ヒポコンドリー性基調や精神交互作用、絶対臥褥（ぜったいがじょく）、形外会など、読者には耳新しい言葉が出てくるが、これらについては詳述するので、それまでは聞き流しておいていただきたい。

森田の思想は、生涯ほとんど変わらなかったが、こと「生の欲望」に関していえば、比較的晩年に強調しはじめた概念のように思う。

確かに、彼の初期の論文ともいうべき「神経衰弱症の診断及び治療」（一九二五年）にも「生の欲望」に関する記載はないではない。しかし、旧「神経質」誌を検討した限りにおいて、森田が「生の欲望」を口にした頻度（ひんど）は晩年において著明である。

おそらく森田は、この「生の欲望」をまず絶対臥褥からはじまる森田療法の治療場面を通して患者に発見したが、晩年から彼自身の死にかけて、自分の生涯を通して体験的にその存在を実証し続けていったものと思われる。

すなわち、森田は一九三〇年（昭和五年）、令息の死を契機としてこの概念を口にすることが多くなり、一九三五年、令室の死の前後には、形外会ではほとんど常に「生の欲望」が中心テーマとなっていた。

森田は晩年、森田療法の普及に専念したが、治療上非常に便利なこの言葉を多用したことのほかに、身内の死に直面して苦悩し、自らの病臥生活を通して、彼の生存欲が赤裸々に発現したものと考えてもよいであろう。

一九三八年（昭和十三年）、彼の臨終の場でもその生存欲は飽くことなく示されている。

長谷川虎男の追憶にも、次のような文がある。

「先生は命旦夕に迫られることを知られつゝも、尚生きんとする努力に燃え、苦るしい息づかひで、『僕は必死ぢや、一生懸命ぢや、駄目と見て治療して呉れるな』と悲痛な叫びを発せられた。平素から『如何に生に執着して跪くか、僕の臨終を見て貰ひたい』と仰せられてゐた先生であった。『生きる力は個人の素質によって、夫々差異がある。生きる力は医者にも分らない』と御病床にあって喘ぎつゝ訓へられたりした。病中の僕の言葉を書きつけて置くやうにと云はれた」（一九三八年）

竹山恒寿もまた、臨終にあってもなお学究的な森田の生存欲について、次のように記している。

「……其日其日を怖れつゝ過して居た私等には、あの御重篤な状態をかくも永らへた先生の生命力が全く奇蹟の様に思へた。熱が降ったからと云はれては、一同に御祝を下され、揃ってお芽出度う御座いますと言はせ、自ら慰めて居られたが、其御心情は私等を打たずには居なかった。又、夜ともなれば『今夜は危い。心細い』と哭かれ、私等をして、どんなにか障子に白々と射す朝の光を待ち侘びさせた事であらう。先生は真実を生きて行かれた。亡くなられる二日前、妙な夢を見た、多勢人が居て、其中に僕が居るのだが、どれが僕だか分らない、品物を取らうと思ふと、其が無い。こんな夢は後で研究するのに必要だから書いて置いてくれと云はれ、その学者としての真理探求の熱烈な気魄に、私等はすっかり感じ入った」（一九三八年）

このように、森田は「生の欲望」の存在を実証しつつ死んでいったのである。森田は「生の欲望」をとり立てて理論化しようとはしなかったが、旧「神経質」誌を中心に、その記録を列記すると次のようになる。

彼の著書に『生の欲望』（一九三四年）と題する本があるが、これは随筆集である。

(1)抑々ひぽこんどりいトハ、心気性即チ疾病恐怖ノ義ニシテ、人間ノ本性タル生存慾ノ現ハレナリ。サレバコハ総テノ人ニ存スル性情ナリト雖モ、其程度ノ甚シキニ従ヒテ、精神的傾向トナリ、変質トナリ、益々神経質ノ複雑頑固ナル症状ヲ呈スルニ至ル。（一九二一年）

(2)フロイトはヒステリーその他の神経症が、性欲の抑圧機制から起こるといふ。けれども私はこじつけの議論は別として、これがけっして性欲に限ったものではないと考へる。すなはち、性欲以外の生の慾望、または死の恐怖から起こるものである。（一九二七年）

(3)……君が偉くなりたい。ずぼらであってはいけない。苦しいけれども勉強がしたい。それが君のありのまゝの心ではありませんか。どうも理屈を考へる人は、或る一定の物の静止した状態を仮想するやうになって困ります。草木でも絶えず伸びて行くのが、有るがままの自然です。（一九三〇年）

(4)吾々の最も根本的の恐怖は、死の恐怖であって、それは表から見れば、生きたいといふ欲望であります。之が所謂命あっての物種であって、更に其上に、吾々はより良く生きたい、人に軽蔑されたくない、偉い人になりたい、とかいふ向上欲に発展して、非常に複雑極まりなき吾人の欲望になるのである。……食欲と同じく、智識欲でも、其他の欲ばりでも、命の続く限りは、止まぬものと思はれる。……神経質の患者で、理論に捉はれてしまふ時には勉強も欲ばりも、総て放棄してしまふ事がある。即ち私の所謂純なる心、自然の心を没却して、思想の矛盾に陥るのであります。上に述べた事が、所謂生の欲望であるが、私が之を更に私の心の奥へ奥へと反省を進めて行くと、私の心は、所謂「欲の袋に底がない」とか「隴を得て蜀を望む」とか、私の生の欲望には、際限がないといふ事を、知るのであります。（一九三一年）

(5)憂と楽と、雨と晴とは、自然の現象であるから、人為的に之を何とも致し方はない。然るに強ひて之を、いつも気楽に、いつも天気にしようとするには、外界を無視して、主観的に工夫するより外に仕方がない。之に二通りの道がある。其一は、眼を閉ぢて、一切の欲望を捨てる事、若くは一年中、深く室内に閉ぢこもって、決して外に出ない事である。さうすれば、雨も風もどうでもよい。……他の方法は、之と反対に、人生の欲望を益々発揮する事である。この願望に乗りきってしまへば、雨も風も物かは、裸でも飛出すのである。（一九三一年）

(6)神経質は、偉い人になりたい欲望は一杯で、而かも自分で、馬鹿と思ふ事の劣等感が、苦しくて、いやである。（一九三一年）

(7)健康とは、生存・向上に対する適応性の優良なるものであると定義した方が、最も簡明であると思ふ。（一九三三年）

(8)神経質が治るのは、慾望と恐怖との調和によってであるが、大西君は論文を出すのが恥かしい、といふ恐怖一方に執着して、慾望の方を顧みるに遑がないので、まだ赤面恐怖が治って居ない状態である。（一九三三年）

(9)尚ほ「釣合ひ」といふ事について。第一に生死の問題。あれも為たい、これもやりたい、といふ執念、それが即ち生きてゐたいといふ慾望であり、同時にそれは、死んでは大変といふ恐怖である。この慾望と恐怖とが釣合ふ時に、生死が無視される。生死を超越する。言ひかへれば、其様な考へがなくなるのである。（一九三四年）

(10)意志薄弱素質の本性は、感情鈍麻で、従って意志薄弱となるものである。それは一口にいへば、人生の慾望が乏しく、生存向上に対する感情発動の鈍いものである。之を余の分類による他の素質のものと比較すれば、意志薄弱性素質は、神経質のやうに、人生の向上発展に対する慾望が乏しくて、自己内省がなく、取越苦労なく、放縦で、成行き放題である。従って道徳・審美の情操とか、真理の追求とか、高等の感情は乏しくて、食慾・色慾等の劣等感情は強く、反抗・強情・激怒・ステバチ等の行為が多く、時としては、暴虎馮河（ぼうこひょうが）の勇気はあっても、真勇はなく、金鵄勲章の勇者が窃盗罪に問はれるとかいふ事がある。（一九三四年）

(11)此小著は、余の漫筆である。これ迄、雑誌などに出した事のあるものを集めたものである。

書名を「生の慾望」と名づけたのは、其間に一貫した其心持があり、人生に触れる処があるといふ意味である。而かもそれは一の口実であり、自己弁護であって、実は人の耳ざはりのよき、人の心を引くやうな事を撰んだので、有りのまゝに、単に之を著者の随筆と打出したのでは、誰も顧みて呉れる人はないからである。之が良き衣着せたといふ心持である。(一九三四年)

(12)……神経質のこの忍耐力の強いといふ事は、神経質の最も大なる長所で、生の慾望が盛んで、生命力の強い証拠である。其ために神経質は、チフスとか、肺病とかいふ時にも、気の軽い気質の者と比べると、随分重症の場合でも、よく之に耐へて、治る事の多い事が著明である。……で、私の療法では、神経質の心配性や、気の小さい事を、決して否定、抑圧したり、之を撓(たわ)め直したりする事をしないで、充分に其性格を発揮して、只其心の置き処を向けかへるやうに指導する。即ち今迄、「死の恐怖」にのみ、全力を傾注して居たものを、「生の慾望」に対する精神発動を強盛にするやうにする。例へば患者が、頭痛を苦にし、心臓麻痺におびえて居たものを、何かにつけて、これもしたい・あれも捨て難い・といふ風に、心が引かれるやうになる修養をさせるのである。(一九三五年)

(13)そして人生の慾望の大きくて、何かにつけて、あれもしたい・これもやりたい・といふ風な少々弥次気のある人が治り易く、従って、どんな困難に遇っても、早く病気を治して、思ふ存分勉強がしたい、といふやうな人は早く治る。(一九三五年)

(14)人が本当に「生の慾望」に生きる時、必ず各其境遇に応じて適応性を有し、殊さらに避暑避

寒などの必要はない。（一九三六年）

⒂「生の慾望と死の恐怖」といふ事は、必ず相対的の言葉であって、同一の事柄の表裏両面観でありおます。生きたくないものは、死も恐ろしくはない。常に必ず此の関係を忘れてはなりません。（一九三六年）

⒃神経質は、人一倍、生の慾望の強烈なるがために、頭重なり、不眠なり、単に其現実を苦痛とするのではない。頭重のためには、ほがらかに働いて、能率をあげることが出来ず、不眠のためには、明日の仕事に差支へる、といふ取越苦労に悩むものである。（一九三七年）

⒄神経質に生れても、赤面恐怖に生れても、何とも仕方のない事です。之を生かして行くより外に仕方がない。劣等感を起すのは、人に勝れたいがためである。其あるがまゝであれば、只其慾望に従って向上一路より外に仕方がない。（一九三七年）

以上の資料を整理してみると、森田は「生の慾望」について、少なくとも次のような概念を含めていたと思われる。

⑴病気になりたくない、死にたくない、生きたい。
⑵よりよく生きたい、人に軽蔑(けいべつ)されたくない、人に認められたい。
⑶知りたい、勉強したい。
⑷偉くなりたい、幸福になりたい。

(5)向上発展したい。

方向性が変わると「死の恐怖」に

森田は「個人的な差はあるにしても、生の欲望は誰でも持っている」と主張した。森田の高弟の一人である古閑義之は、

「森田先生の著書を開けば、何処にでも、生の欲望は易しく説いてあります。この心は、現在よりり、少しでも向上したい、偉くなりたい、金持ちにもなりたい、位もえたいとか云ふ心でありまず。之は死の恐怖の反面であります」（一九三六年）

と解説している。

しかし、「生の欲望」の概念は、人間なら誰しも生来的に持っている欲望とは言い難い。森田は、さまざまな欲望を「生の欲望」の中に包括したが、生来的に持って生まれた欲望は(1)くらいで、他は人間が社会生活を営む上で二次的に持つようになった欲望と考えておく必要がある。

それはさておき、言葉を替えて言うと、

「人間は誰しも生の欲望を持っている。この精神的エネルギーが社会に向かって建設的に生かされれば健康人である。もし何かのきっかけで、それまで外界に向かって建設的に働いていた生の欲望が自分自身に向きを変え、心身の変化にとらわれ、非建設的に浪費されるようになると、〝死の恐怖〟になる。

死の恐怖は、精神的エネルギーという点では生の欲望と等質であるが、方向性が異なるものである。死の恐怖のために生活が非建設的になったものが神経症である。

森田療法は、死の恐怖を生の欲望へと方向転換する一つの操作である。

なお、生の欲望も死の恐怖もヒポコンドリー性基調から派生する」

と言ってもよいように思う。

となると、ヒポコンドリー性基調とは何か、生の欲望が死の恐怖へと転換する機制は何なのかが問題になってくる。


これについては、あとで詳しく述べることにする。

四——森田理論は理解容易な理論

神経質とヒステリーの素質

森田理論そのものは理解容易な理論といわれているが、随所で森田独自の用語がふんだんに使用されているし、森田が生前、完全な形で整理せずに亡くなったこともあって、肝心の部分がわれわれの考察に任されており、すべての点で森田を学ぶ学者間の統一的な見解が得られているとは限らない。

ここでは、「生の欲望」で示したように、森田自身の言葉を用いて、森田の考え方を現代風に翻訳しながら解説することにしよう。

まず最初に、森田が（森田）神経質の発生機転をどのように考えていたかを眺めてみよう。基本的にいうと、森田は素質論を重視した。ある人が（森田）神経質になり、ある人がヒステリーになるのは、その素質に違いがあると考えたのである。

森田の論文に出てくる「神経質」は、私のいう森田神経質のことである。

⑴神経質の病理に対しては、余はヒポコンドリー性基調説と精神交互作用説といふものを立て、之を説明した。

之に対する理解は、拙著「神経質ノ本態及ビ療法」の参照を願ふ事にして、通俗に一口にいへば、神経質は、自己内省的に物を気にするといふ性格の人が、或動機から、何人にも、ありがちの感覚・気分・感想を病的異常と考へ過ごし、之に執着・苦悩するやうになったもので、いひかへれば、実は病気でも何でもないものを、我と我心から、次第々々に病気に組み立て、こねあげたものである。

昔から俗にいふ「気やまひ」である。（一九三二年）

⑵凡そ病の起る条件は、素質と機会と病因とが揃はなければ起らない。……

病＝素質×機会×病因

神経質の場合は、素質は「ヒポコンドリー」性基調である。機会とは……何かにつけて、其病覚を気にするやうになった事情である。

病因は之れを委しく調べると、頭痛・消化不良・身体衰弱とか、又は実際の疾病でなしに、寝過ぎて頭が重いとか、物を気にして心窩部の不快感とか、鼻の尖が見えて気になるとか、大勢の人前に出れば硬くなるとか、当然あり得べき生理的・心理的の事を、自分勝手に、病気と考へて、之れに執着し、神経質の症状を発展させるものである。即ち其病因も機会も、共に総ての人に有りがちの事で、普通、器質的疾患のやうな明なる病因はない。

又従来の神経的疾患に対する学説のやうな生理学的や心理学的の原因も、之れを要しないので、只最も重きを置くべきは、其「ヒポコンドリー」性素質であって、之れがなければ、神経質は起らないのである。（一九三二年）

(3)神経質の原因説について、一部の学者、特に医学以外の人に、好奇心を以て、歓迎されるものは、フロイドの精神分析説である。之は元、ヒステリーの原因研究から出発したが、其後発展して、強迫観念や妄想患者にまでも、同じ論法を用ゆるやうになった。それで、それ等の病症の原因は、幼児に遡ぼりて、性欲的の感動に関係して居るといふ。

其理由とする処は、凡そ性欲は、人間本来の最も深刻なる願望である。且つ其願望は社会的制裁のため、道徳心による抑圧があって、願望と抑圧との精神的葛藤から之が潜在意識的の観念複合体となり、平常精神内界の悩みの種となって、何かの機会に之が発動して、神経病の諸種の症状となるといふのである。

精神分析派の学者は、皆、余の神経質説を全く無視して顧みず、又或学者は、余の説を浅薄なる俗説となし、自派を以て、深部心理学と自称して居る。余から見れば、彼等の説は、徒らに奇警の論であり、衒学であり、且つ迷信であると評するのである。

フロイド説と余の説とを比較すれば、彼の説は、

病症＝感動事実（而かも性欲の）×機会

であり、余の説は、

病症＝素質×感動事実（一般の恐怖）×機会

の相違である。

……先づ分析派の人は、例へば「鋏の響きに驚いて、強迫観念になった」事の其原因を研究しなければ、森田の説は浅薄だといふ。余にいはすれば、余は総ての現象を如実に観、事実のまゝに記述するから余の方は科学的である。

彼の説は、之に反して、其本体を論じようとするから、寧ろ哲学的になる。……鋏の響きに驚く事について、分析派の人が、其原因を既往の性的感動に帰するといふならば、余から見れば、それは、ほんの動機・機縁であって、真の原因は、素質にある。吾々の精神現象は、各素質によって、反応が異がふ。

例へば、子が母に叱られた時、各素質によって、少なくとも三種の反応の仕方を見る事が出来る。即ち、㈠驚き恐れる、㈡怒り反抗する、㈢自分を悲観する、といふ事である。㈠は最も単純なもので、素直であり、㈡は強情である。共に精神外向的であるが、㈢は、自己内省的で、自分の劣等感を起して、ヒネクレになる。この㈡の素質が、ヒステリー性傾向になり、㈢が神経質であり、強迫観念等になるのである。

今若しフロイド説と、余の説との間に、一致点を求むるならば、フロイド説の、幼時に於ける感動事実が、神経質といふ性格を構成する機縁になったと、いへばいへる。

しかし之を性的に限れば余り融通がつかなくなるし、又ヒステリーや神経質や妄想病者等の素質乃至性格に分れる処の区別は、一層困難となって来るのである。(一九三四年)

森田のいう素質は、ヒポコンドリー性基調であり、機会は誘因であり、病因は精神交互作用である。したがって、発病にもっとも重要な因子はヒポコンドリー性基調であり、症状発展に重要な役割を果たすものは、精神交互作用である。

たとえば、はさみを落としてはさみ恐怖症になった人は、その素質が問われるべきであり、はさみそれ自体、あるいははさみを落とすことには大した意味はなく、単なるきっかけだったとするのである。

森田にとって、フロイトのようにはさみ恐怖の症状の意味を求めて無意識を分析する必要はまったくないし、治療上何らの役にも立たなかったのである。

それではまず、ヒポコンドリー性基調の説明からはじめよう。

発病に重要性を持つヒポコンドリー性基調

ヒポコンドリー性基調は、森田理論の中でももっとも重要な概念の一つであるが、それにもかかわらず、森田学派の学者たちを長く悩ませ続けてきた概念でもある。

理由はいろいろとあるが、その一つはこの言葉が馴染みにくい言葉だということである。森田自身も何とか適当な用語はないものかと模索していた形跡があり、「奇妙な言葉だが、一応かうしておく」といった表現も残されている。

ヒポコンドリーとは気に病む状態、つまり、心気症という意味である。森田は森田神経質の心気状態を派生する根源を、この言葉に求めた。

第二の理由は、森田はヒポコンドリー性基調を持って生まれた素質だと考えた。彼は生物学的に規定されたものとしてとらえたが、森田のよき理解者であった下田光造は、「素質もさることながら、幼小児期の環境的な因子によっても大いに影響される」と主張し、森田もいったんはこの説を認めた。

しかし晩年は、「そうはいっても、やはり遺伝的に伝承された素質だ」と素質論にもどっていったという経緯があるためである。

第三は、用語の使用法が必ずしも整理されていないことである。ヒポコンドリー性基調から派生する精神的なエネルギーは健康人であれば生の欲望であり、それが翻転して心気状態になったものがヒポコンドリー（森田神経質のヒポコンドリー性、あるいは死の恐怖）というふうに解釈されるが、その整理があまりされていないことである。

「ヒポコンドリー性」という言葉も、奇妙な言葉である。

古閑義之によると、「森田が学会で森田神経質のヒポコンドリー（心気症）を説明した時、精神分析の小沼十寸穂（こぬまとしほ）から、ヒポコンドリーはうつ病や統合失調症でもあると指摘された。それを聞いて森田は、同じ赤色でもポストの赤とお稲荷様の赤とは異なる。森田神経質のヒポコンドリーは、他の疾患のそれとは異なる。私はそれを〝ヒポコンドリー性〟と呼ぶと答えた」（談）そうである。森田は、こういったことを著書で明確にしていない。

第四は、森田の文献を読んでいくと、ヒポコンドリー性基調とヒポコンドリー性とを混同して使用しているものがある（たとえば後述する引用文献の(3)など）。

この場合、「……病的と考へて、気に病む事を、私は『ヒポコンドリー性基調』と名づけて……」とあるが、森田の精神を生かすと、「……気に病む状態をヒポコンドリー性と名づけて……」と表現するのが正しいと思われる。

第五は、森田の高弟である高良武久は、いち早く、この問題の多いヒポコンドリー性基調という用語を捨て、適応不安という用語をその代わりに使用して、森田理論を説明したことである。

このことによって、森田理論は森田―高良理論の形で一応すっきりしたわけだが、各方面から猛烈な反対が起こった。

森田はヒポコンドリー性基調を生物学的なものとして提出したが、高良はそれを心理学的なものとしてすり換えた。これはもはや、森田理論とはいえないというのである。そのため、若手の森田学派からは「森田に帰れ」という運動が起こった。

このように考えてくると、完成度が高いといわれる森田療法は、まだ未完成のままわれわれにバトンタッチされたことになる。

それでは、例によって森田の文献を列挙し、それを眺めながらヒポコンドリー性基調の最大公約数を求めていくことにしよう。

(1)松原博士ノ神経衰弱症ニ対スル過敏性体質説ハ固ヨリ余ト其著眼点ヲ異ニスト雖モ、其著想モ穏健ニシテ、余ハ将来身心関係ノ研究発達スルニ従ヒ余ノ説ト一致スル点多カルベキヲ予想ス。是ニ於テ余ハ説ヲナシテ、之ヲひぽこんどりい性基調説ト名ヅク。ひぽこんどりい性傾向モ其内向的ノ一ナリ。内向的ノモノハ、自己内省強クシテ、或ハ卑屈トナリ、或ハ自己中心的トナリ、或ハ詩人・哲学者等トナル傾向アリ。……
吾人精神ノ完全円満ナル活動ハ、唯此内向・外向ノ調和ヲ得ルニヨリテ初メテ成立スルモノナリ。其偏向の大ナルニ従ヒテ益々著明ナル精神的傾向トナル。此ひぽこんどりい性傾向ヲ有スル精神的素質ハ、松原氏ノ過敏性体質ト如何ナル関係アリヤ、或ハ内分泌・のいろん・脈絡叢等ト如何ナル関係ニ立ツモノナルヤ、ソハ極メテ困難ナル問題タルベシ。唯吾人ハ実際ニ於テ此ひぽこんどりい性傾向ナルモノアルヲ認メ、而カモ松原氏ノ過敏性体質著明ニシテ此傾向ナキモノアリ、或ハ体質強壮ニシテ而カモ此傾向ノ著明ナルモノアルヲ知ル。而シテ此傾向ハ、或ハ小児時ノ養育若クハ境遇ニヨリテ作ラレ、或ハ機会的原因ヨリ、此傾向ヲ助長・養成スルモノアルガ如ク、必ズシモ先天的素質ニノミヨリテ起ルモノト断ジ難キガ如シ。兎モ角モ余ハ此ひぽこんどりい性傾向ヲ以テ、神経質ノ発生スル素地ト認メ、之ヲ本症ノ真ノ原因トナシ、彼ノ外傷説乃至どゆぼあ氏ノ基原的精神説等ハ、機会的原因若クハ誘因ニシテ、其下意識的影響ト称セルハ、後ニ述ブルガ如ク、或条件ノモトニ、精神活動ノ過程ニ於テ生ズル状態若クハ結果ナリト解セント欲スルモノナリ。（一九二一年）

(2)神経質は其代表的のものは、一般に所謂慢性神経衰弱症である。其病理は、其本人に「ヒポコンドリー」性基調があって初めて本病が発生し、更に或一定の症状に対し、余の所謂精神交互作用を起し、之が精神的執着となって、益々其症状を増悪させるものである。

之れが本病に対する余の病理説である。……

……「ヒポコンドリー」性基調を発揮する最も主要なる条件は、先天性素質である。然るに一方には、下田光造博士の主唱するやうに、生後の環境・養育から、此性格を獲るに至るものが、固より多かるべきは、想像に難くない事である。然るに此先天と後天との関係が、どんな風に組合はされて出来るものであるか、之れは素質と犯罪との関係のやうに、甚だ興味あり、且つ困難なる問題である。

尚ほ之れはクレッツメルの体質研究や、別所彰善氏の性格等と相俟(あいま)って研究すべきものと思はれる。……若し「ヒポコンドリー」性基調がなければ、幼児や気の軽い人のやうに、不快・苦痛

の起った時のみに、之を苦しむばかりで、それが経過すれば、直ちに忘れてしまふ。（一九三二年）

(3)此神経質の性質からして、何かと慾望を起して、勉強をしようとすれば、頭が重いとか・精神がボンヤリして・領会が悪いとか・周囲の音響が邪魔になり・或は耳鳴がして、精神が過敏であるとか、仕事をこんだてゝは、疲労し易いとか、興味が出ないとか、事業をもくろんでは、自分は気が小さく・取越苦労が多くて・そんな仕事に適しないとか、色々と自分の難くせをつける事が上手である。

かく自分を常に、虚弱・異常・病的と考へて、気にやむ事を、私は「ヒポコンドリー性基調」と名づけて、神経質の第一の原因と認めたのであります。

……神経質の種々の症状の起るのは、第一に神経質の素質が根本となり、或機縁から病を気にするといふ「ヒポコンドリー性基調」といふものが現はれ、或る一定の症状に気がついたのが最後、之が因果の種となり、其後は、精神交互作用といふ自然の精神の成行きで、症状が益益増悪し、精神は其事にのみ執着して、固定した症状を形成するやうになるのである。（一九三五年）

(4)余の所謂神経質又は従来の慢性神経衰弱症の本態に対する余の学説は、

一、ヒポコンドリー性基調説を以て、神経質症状の起る根本的条件とし、

二、精神交互作用説を以て、症状発展の事情と見做（みな）すにある。

之は余が、大正十年に「神経質及び神経衰弱症の療法」の著書に於て発表した事であるが、其後、先天性素質とか過敏性体質、とかいふ事に就ての考へ方に、多少の変化があったけれども、其基

礎的学説に就ては変りはない。

ヒポコンドリーとは、自分の不快気分・病気・死といふ事に関して、之を気にやみ取越苦労する心情であって、之が本となって、神経質の症状が起る。之が無ければ、神経質の症状は起らない。即ち之が必要欠くべからざる条件である。

このヒポコンドリー性は、神経質といふ先天性精神的傾向のものに、常に最も著明であって、この素質の者は、何かの些細な動機からでも、容易にこの心情の捉はれとなるのである。尚ほこのヒポコンドリーは神経質に限らず、総ての人の自己保存の性情であるから、其他の素質の人にも、種々の事情のもとに、神経質症状の起ることのあるのは、勿論である。

但、此時には、治療上に於ける経過・予後が、純粋の神経質のやうに、一定するといふ訳には行かないのである。（一九三七年）

(5)不潔恐怖は、初め伝染病・毒物等に対して、或機会に、其恐怖に捉はれる事から起るものであるが、其病理は、人間誰でも、不潔に対して、有する不快・苦痛の共通の心情に対して、ヒポコンドリー性基調を以て、自分は特別に苦痛である・異常であると独断し、常に自ら不潔と思ふ事柄から遠ざからんとし、一たび不潔と感じた時には、其不快を徹底的に一掃せんとして、種々の手段を尽す。

……発作性神経症と称するは、ヒポコンドリー性基調から、突然の死若くは失神等を恐れる感動から起るものである。其最も一般的のものは、心悸亢進発作である。

……神経質症状の定型的のものは、神経質の素質といふ事が最も大切なる要件である。其気質は余の見解によれば、自己内省的で、人に接し・或は自分の希望に対して、常に自分の心情を観察批判して、ヒステリー素質のやうに、欲望に乗りきることが出来ない性情であって、此性格が、自然にヒポコンドリー性になり易いのである。（一九三七年）

森田はヒポコンドリー性基調をさまざまに表現している。ヒポコンドリー性傾向（一九二一年）、素質（一九三二年）、ヒポコンドリー性素質（一九三二年）、神経質の素質（一九三五年）、先天性精神的傾向（一九三五年）などである。

もっともよく表現される言葉の一つは、精神的傾向素質である。この言葉を現代風に表現すると、性格傾向とか基礎人格ということになるだろうと思う。

素直にヒポコンドリー性基調を考えると、私は「神経質傾向」といって何ら差しつかえがないように思う。性格傾向は、親から遺伝として受けつがれる部分もあるし、幼小児期の親や教師の養育態度や教育態度によっても大きな影響を受ける。

この場合、遺伝を強く受けている人もいるだろうし、後天的なしつけや教育によって心理学的な影響を強く受けている人もいるであろう。

同じ森田神経質といっても、内容は種々さまざまであり、これらの違いが治療効果や治療予後とも大きな関わりを持ってくることも考えておかねばならないことである。

なぜ、森田は神経質傾向と言わずにヒポコンドリー性基調と呼んだのかその理由はわからないが、おそらくその大きな理由の一つは、森田は治療対象となる神経症を〝神経質〟と呼んだので、その混乱を避ける気持ちもあったものと思われる。

症状の発展に決定的な精神交互作用

森田神経質の発病に決定的な重要性を持つのは、森田が素質と呼んだヒポコンドリー性基調であるが、症状の発展に決定的な重要性を持つのは精神交互作用である。

精神交互作用は、ある感覚に対して、それに注意が集中すれば、その感覚は鋭敏になり、この感覚の鋭敏は、それにしか意識が向かわないという意識の狭窄を生み、さらにますますその感覚に対して注意が集中するといった堂々めぐりがはじまる。

つまり、「注意の集中」→「感覚の鋭敏化」→「意識の狭窄」→「注意の集中」といった悪循環が、いわゆる「とらわれ」の機制を生ずるのである。

例をあげてみよう。

田舎から出てきて、会社勤めをしている十八歳の女子銀行員がいた。

人前で緊張し、赤面するのをとてもいやがっていた。彼女は見知らぬ人と応対する時には、自分の顔に注意が集中する。そうすると、鏡を見なくても顔がほてって赤面しているのがわかる。顔の感覚が、鋭敏になるのである。

そうなると、他のことに気を配ることができず、赤面のことばかりが頭に浮かんでくる。意識が狭窄するのである。そしてさらに顔に注意が集中し、ますます感覚が鋭敏になる……と堂々めぐりがはじまり、症状が固着してしまう。

このケースは、赤面恐怖になったのである。

もう一例をあげてみよう。

中年の男性が幼なじみの友人の葬式に参列した。友人は、心臓麻痺で急死したということだった。

帰宅すると、妻が「あなたも同じ年頃だから、心臓には注意してね」と注意した。それを契機にして、心臓に注意が集中し、脈をとったり、病院通いをしはじめた。

そうこうしているうちに、脈をとらなくても不安のために脈搏（みゃくはく）が早く打っているのを自覚するようになった。そうなると大変である。

「今にも心臓が停止して死にはしまいか」と不安になり、他のことは何も眼中にはいらなくなってしまった。心臓に注意が集中する↓心臓の脈搏の異常が自覚される↓心臓以外には気が回らない↓ますます心臓に注意が集中する……といった悪循環が形成され、堂々めぐりをしているうちに、「とらわれ」の状態、つまり症状の固着が生じてきた。

このケースは、不安神経症になったのである。

思想の矛盾

ヒポコンドリー性基調、精神交互作用の他にも、症状形成にあずかる因子がある。思想の矛盾もその一つである。

思想の矛盾とは、「かくあるべし」という思想と「かくある」という事実の矛盾を意味するもので、禅（ぜん）でいう悪智と似た内容を持っている。森田によると、人間の主観と客観、感情と知識、理解と体得とはしばしば矛盾するものである。

それは、非論理的な感情の事実を合理的・論理的な知性によって解決できるものであると誤って考え、それを解決しようとする知性の構え方の誤りである。

この矛盾を単純に気にし、心配し、不安がっている間は、森田神経質にまで発展する程度の精神交互作用は展開しないし、森田神経質の強迫観念も出現しない。しかし、これを知的に解決しようとすると、精神の**拮抗（きっこう）作用**（一つのことを熱心に考えると、その反対の気持ちが生ずることをいう。たとえば、人前に出ても平然としようと思えば思うほど、相手を意識して緊張してしまう）が生じ、精神交互作用が発動してくるのである。

たとえば、自分にとって好ましくない人物に会ったとしよう。その人物を嫌いだと思う感情は、どうあがいても仕方のないことである。

この感情を打ち消そうとしたり、その人物を好ましく思わなければならないと規定してかかると、それにとらわれ、精神交互作用が生じてくるのである。

蛇(へび)を見て「恐ろしい」「いやだ」と思う気分はどうしようもないものである。そのような人が「蛇を好きに思わねばならない」と思えば、その瞬間から苦痛になり、森田神経質へと発展する理屈である。

池田数好(いけだかずよし)は、森田神経質の発生過程の中で、

「精神交互作用は心的機制の一つの形式面をあらわしているが、それを強力に構成し、頑固に持続させる動力学、すなわち心的エネルギーの源は、むしろこの〝思想の矛盾〟あるいは〝精神の拮抗作用〟の中に隠されていると考えるべきである」

と述べ、思想の矛盾を重視している。

それでは読者の理解を助けるために、例によって、森田の記述を記載してみよう。

森田は思想の矛盾を解決するために、純な心を持つべきこと、矛盾は健康人にもある正常心理だから、あるがままにそれを受け流し、目的本位の行動をとるべきことを説いている。

(1)先生が来られて、こんなお話があった。炭切りは手の真黒になる、いやな仕事である。いやな事であるから、きたなくならないやうに、早く片付けてしまいたい。之が純な心である。此心から出発する時に、初めて色々の工夫が生れる。そこに進歩がある。

「日に新に又日々に新なり」で、日々にする度毎に改良が出来るやうになる。之に反して此場合、

自分は修養のため、治療のためだから、少々いやでも我慢しなければならないと思ふのは悪賢こい小理屈であって、これが所謂悪智である。（一九三〇年）

(2)例へば飛行機の飛ぶを見て、ア、偉いもの壮なもの！と感ずる。之が吾々の自然の感想であって、純な心であり、之を第一念とする。

普通の人は此自然の心のまゝに、感心して飛行機に見とれてゐる。然るに或一定の気質の人は、人はあのやうに勇壮であるのに、自分は其様な元気もないと考へる。之を第二念とする。

之と同じく花を見て、ア、奇麗な、と感ずるのが第一念である。次に花は此様に奇麗に咲くのに、自分はどうして花のやうに、すがすがしい心持にならないのであらうか、とかいふ風に考へるのを第二念といふ。此時に吾々は、たとへ自分を悲観するにしても、花は其まゝの花として、之を見て居ても、少しも差閊（さしつか）へのない事である。そうすれば吾々は、いつの間にか、ツイツイうつくしい花の心持になってしまふ。

然るに続いて起る第三念として、花を見るにつけ、自分の心が、花のやうに、うるはしくならないといふ事が、身につまされて苦しいから、殊更に花を見ないやうにしようとする。之が実際を離れて気分本位といふものである。之が神経質患者の特徴であって之から出発して、第四念、五念と、益々悪智で、我と我身を悩ませるやうになるのである。（一九三〇年）

(3)僅かな一生は、面白く気持よく、自分の好きなやうにならなければ生き甲斐がない、人生の価値がない、とか考へるのを余は気分本位と名づけた。

二宮金次郎や中江藤樹などがやった様に、各々其境遇に応じて、不平も云はず、暇を盗んで自分のしたいまゝに勉強する。之が事実本位によって初めて行はれる事である。

次に余が理智本位と名付くるもので、理想主義となるものがある。従て人生を是非・善悪・正邪等の価値的に批判して、自分の小智・小理屈できめたことに適合しない事は、之をしないといふ風である。

学者・宗教家・教育家等に多い。机上論に陥り、抽象的の理屈にかぶれ、実際から遠ざかる事が多い。徒(いたず)らに物識りになり、生字引(いき)といはれ、何も出来ないやうになるのもこれである。

（一九三〇年）

(4)是等の人（成績の良い人）が皆、異口同音にいふ事が面白い。成績などは、どうでもよい。只読書が楽に出来ないのが何よりも苦しい。此処が面白い処である。

之を余は思想の矛盾と名付けてある。「事実唯真」といふ事の反対である。（一九三〇年）

(5)我々は人生の慾望に対して、常に念がけ、あこがれながら、其目的を見失はず、其現在の力の及ぶかぎりのベストを尽して居る。

之が「現在になりきる」といふ事の自然の状態である。……「現在になる」とは、息がきれゝば静かに歩き、上を見れば、又歩く気になり、山下を眺めれば、又其景色に眺め入るとかいふ風に、其時々の周囲の状況に応じて、心の動く事である。周囲に対して何の感じも連想も起さず、強ひて自分の意見を頑張るのが、思想の矛盾であるのであります。（一九三一年）

(6)此処の患者さんは、毎日仕事が見付からず失業ばかりしてゐるのに、沢山の盆栽にも、少しも心をひかず、植木鉢の水がきれて、草花が枯れかゝって居ても気がつかず、何時花が咲いたか少しも判らない。井上君が忙しくて、而かも小石に心をひかれる余裕があり、入院患者が失業して居ながら、而かも珍しい花にも、目をひかないといふ雲泥の相違が現はれるのである。

之は他でもない。入院患者は、自分が何かする仕事はなからうか、どんな事をすれば、病気が治るだらうかと、そんな事ばかりに捉はれて、其悪智にわざはひされて居るからであります。それが此悪智をすてゝ、心機一転すれば、則ち病気が治るのであります。（一九三一年）

(7)……然るに吾々は、余りに主義を立て過ぎて、それに捉はれると、却て其通りにならないで、逆に目的と反対になる事が多い。私はそれを「思想の矛盾」と名づけ、禅で「悪智」といふのも、多分この事かと思ってゐる。

倉田百三君も、余りに理想主義をおし立てたがために、強迫観念にかゝり、之が治ると共に、理想主義の誤りを悟られたのである。（一九三四年）

(8)余は「事実唯真」といふ。それは「思想の矛盾」といふ事に対する相対的の語である。……

それで神経質に対する余の療法としては、其症状を治さうとする一切の手段を放棄させて、ひたすらに其苦悩煩悶を忍受しつゝ、仕事もして、人の為すべき事をやらせるやうにする。（一九三七年）

発生に関わるその他の因子

精神拮抗作用についてはすでに述べたが、森田神経質発生のメカニズムに**自己暗示**が関与する場合がよくある。

縁起恐怖の人が「四」という数字を見ると不吉なことが起こると自己暗示をかけたり、不安神経症の人が電車に乗ると、必ず不安発作が起こると自己暗示をかけて電車に乗るのを避けたりするのが、これである。

自己暗示と関連して、**予期恐怖**という状態がある。これは、会議中に赤面や吃音（きつおん）を生じはしまいかとか、来客にお茶を出す際に手がふるえはしまいかとか、入院して病気はよくなったが退院すればまたぶり返しはしまいかとか、悪いことばかりを予測しておびえる状態である。

森田神経質は、以上のような心理機制を持って発展するが、この機制を触発する結実因子を**ヒポコンドリー性体験**と呼ぶ。森田の言葉を借りれば、それは日常生活における偶発的な体験である。

池田数好もいうように、心身のいろいろの不調、対人関係の失敗、社会的活動における欲求不満など、自己の心身の状態あるいはその機能を反省せざるを得ないような、また、反省するのが当然のようなさまざまの体験である。

したがって、森田神経質の中には、思い当たる動機もないままに発病したと述べる人も意外に多いのである。

しかし、この結実因子と症状選択は、彼らの持つ価値観と関係が深い。すなわち、青年期には対人関係を起因として対人恐怖になる人が圧倒的に多いし、老年期になると、強迫神経症は少なくなり、身体的不安に起因する発作性神経症ないしは不安神経症が圧倒的に多くなる。

彼らの心身の悩みも、結局は「生の欲望」を十分に発揮できないための悩みである。

「とらわれ」の心理機制

二九～三〇ページの図1・2を参照にしながら説明しよう。

人間は多かれ少なかれ、誰しも神経質傾向(森田のいうヒポコンドリー性基調)を持っている。自分は神経質ではないという人でも小心、取り越し苦労、完全欲、潔癖、過敏、自己内省心、発展欲などに裏打ちされる神経質傾向がまったくないと断言できる人は、まずいない。

この神経質傾向は、生来的に親から受けついだところもあるし、幼小児期の親や周囲の人たちの教育やしつけなどによっても大いに影響を受ける。

通常、この神経質傾向は外界に向かって「生の欲望」という建設的な精神的エネルギーを放出するという形で表現される。

つまり、健康人は勉強・仕事・スポーツ・趣味などに神経質傾向を十分に生かして生活をしている。普通の人は、風邪を引いて少々水っ洟(ばな)を出していても、少々腹具合が悪くても、目的本位・行動本位の生活態度を崩すようなことはない。神経質傾向の強い人は、「出世型の性格」といわれる所以(ゆえん)である。

ところが、何らかのきっかけ（ヒポコンドリー性体験）から、これまで外界に向かって建設的な生活を送る原動力になっていた生の欲望が、方向を変え、外界にはまったく関心を示さないようになって、心身の変化ばかりを気にするようになることがある。そうなると、神経質傾向の持ち主は、もともと正常な心身の変化を病的なものと考え、それを治そうと努力しはじめる。

建設的だった「生の欲望」が非建設的な「死の恐怖」（ヒポコンドリー性）へと変わるわけである。「生の欲望」と「死の恐怖」とは精神的なエネルギーという点では等質である。ただ、その方向性が異なるだけである。

このような状態は、神経質傾向が少なければ、一過性の現象として容易に元にもどることもあるが、神経質傾向の強い持ち主であれば、こだわりはじめると執拗にまといつき、心身の変化にばかり注意が向き、精神交互作用がはじまる。

精神拮抗、自己暗示、予期不安などの心理機制がこれに加わり、精神交互作用を助長する。注意の集中→感覚の鋭敏化→意識の狭窄→注意の集中……といった堂々めぐりがはじまる。

逃げれば逃げるほど、症状は追いかけてくる。抗えば抗うほど、症状は大きくなる。そして次第に「とらわれ」の状態に陥り、症状は固着する。元々は「出世型」といわれた性格の持ち主が、非建設的で消極的な生活に甘んずるようになるのである。

森田神経質は、神経質傾向が少しでも存在する限り、誰にでも起こりうるものである。

しかも、神経質傾向が強ければ強いほど森田神経質になりやすいし、また、回復困難であることは、言うまでもないことである。

第二章　森田療法が「神経症」を治す理由

一――精神身体同一論

呉秀三の影響と協力

現在体系化されている種々の精神療法は、独自の理論や技法を持ち、それぞれ実績をあげているが、これらはすべて科学的側面の他に、文化的背景を持っている。

たとえば精神分析には、創始者のフロイト自身が述べているように、ギリシャ思想の影響の他に、キリスト教の原罪思想が背景として存在するといわれている。

また、アメリカの心理学者ロジャースが創始したカウンセリングは、個人の自由と責任を尊重するアメリカ文化を背景に持ち、オーストリアの精神科医フランクルのロゴテラピーにはキリスト教の影響が考えられ、スイスの精神科医ビンスワンガーが創始した現存在分析には、ハイデッガーの哲学が根底にあると指摘されている。

森田が創始した森田療法にも「あるがまま」「事実唯真」「自然服従」などによって象徴される治療原則は、当然東洋的な思想を無視するわけにはいくまい。しかし、森田に関する限り、禅とか東洋文化を背景に持つというだけで片づけられないように思う。

森田は幼小児期から晩年を迎えるまで、連続的に神経症体験、身体疾患に悩まされ続けた。この体験が精神療法に目を向けさせたことは否定できない事実である。

森田は精神科医を志し、呉秀三（くれしゅうぞう）の門を叩いた。呉はドイツに留学しクレペリン（Kraepelin, E.）に師事した。いわば生物学的精神医学を学んだのである。

しかし呉は、生物学的精神医学を推進する一方で、精神障害者の社会復帰に努めた。

森田は呉の影響を大きく受けた。森田理論は生物学的な色彩が濃いし、治療技法も、巣鴨病院当時の精神障害者社会復帰活動の経験と知識が基礎になっている。

森田が『神経質及神経衰弱の療法』を出版したのは、一九二二年（大正十一年）、森田が四十八歳の時であった。翌年、森田は呉教授在職二十五年の記念論文としてこれを提出したが、呉はこれを学位論文にするようにすすめた。森田は大いに喜び、日誌にも「喜びの色、かくしきれず」としたためている。

現在でもそうであるが、当時、精神療法関係の論文で学位をとることは極めてまれであった。実際、この論文は教授会に提出されたが、「学位に価しない」という理由で落とされた。

しかし、呉が強力に支持し、ようやく学位が授与されることになった。森田療法が陽の目を見るようになったのは、呉の協力に負うところが大きかった。

森田療法が発足した当初、大して支持者がいなかったのにもかかわらず、着実に発展を続けたのは、森田療法が神経症治療に本当に効果的だったからである。これは、何にも勝る森田の武器だったのである。

安静療法と訓練療法の組み合わせ

森田は『精神療法講義』（一九二一年）の中で恩師三浦守治（みうらもりじ）教授の言葉を掲げ、森田自身の治療観を明らかにしている。

「治病の事、一に天道の支配する処である。吾人医家は只其末梢部の幇助（ほうじょ）者に過ぎない。自然の力は実に偉大である」

　森田は治療者が病気を治すのではなく、病気は患者自身の自然の治癒力で治るものであり、治療者はそのお手伝いをするだけだと述べている。

　森田は、このような考えに立って森田神経質に接した結果、安静療法と訓練療法を組み合わせることがもっとも効果的であるという結論に達する。

「自然良能とは、器官の破壊若くは変調せるものは安静によって之を整復せしめ、機能不全なるものは之を使用鍛錬することによって、益々其の生活機能を増進せしむるにある」

　実際、これから述べるように、森田療法は安静療法にはじまり、訓練療法で終わるといった治療技法から成り立っているのである。

　森田は精神療法を次のように定義している。

「精神療法とは、精神的方面の手段を以て治病の方法を講ずるものであると、私は定義したいと思ふ。即ち之は、単に物質的療法に対して名づけられたる迄の事である。……要するに精神療法とは、すべて病の療法を精神的方面から研究するものであって、たとへば臥褥療法なり作業療法なりを、身体的に観るときは物質療法で、精神的に観るときはすなはち精神療法である。この臥褥なり作業なりは、病の根本療法といってよいもので、モルヒネ、コカインなり、催眠術なりは、症状的もしくは補助療法として用うるものである」

森田は精神と身体との間に相互作用が働くというような見方をせず、両者は一つになって存在すると考えた。

森田は、これを心身同一論と仮称している。このような見方に立てば、身体的な症状を多く訴える普通神経質や発作性神経症と、精神的な症状を多く訴える強迫観念症とは表出された形こそ変われ、根本はまったく同じということになる。

そして森田療法では、症状だけをなくすることに主眼がおかれず、日常生活の行動を改善し、その結果として症状の消失をはかることもうなずけると思う。

「あるがまま」の定義

森田療法の治療鉄則は「あるがまま」である。「あるがまま」は事実唯真（じじつただしん）（「じじつゆいしん」ともいう）、自然服従などと同じ意味で使用される。森田の雅号は「形外」であるが、これも「あるがまま」という意味である。

「あるがまま」という言葉は、一般には自然体ということである。泣きたい時に泣き、笑いたい時に笑うのが、一般で言う「あるがまま」である。しかし、森田療法で言う「あるがまま」はそうではない。

母親が亡くなり、泣きたい気持ちであっても、友人の結婚式に参列すれば、泣いているわけにはいかない。泣きたい気持ちはあるがままに受け入れ、式場では普通に振る舞うべきである。これが「あるがまま」である。

泣きたい時に泣き、笑いたい時に笑うのは子どもである。大人であれば気分（症状）はあるがままにしていじらず、行動本位・目的本位な態度をとるべきだというのである。

自分の心は、自分でコントロールできないものである。しかし、行動は自分でコントロールできる。森田神経質者は、まず心を健康にして、それから健康な生活を送ろうとする。しかし、心は絶えず変化していてアテにならないものである。

アテにならないものをアテにするよりも、アテになる行動を重視しようというわけである。

森田療法では「健康人らしくすれば、健康になれる」と指導する。また、「外相（がいそう）整いて、内相自（おのずか）ら熟す」ともいわれる。外側を健康人らしくすれば、やがて心も自然と健康になれるという意味である。

この言葉は『徒然草』の中にも出てくる。精神医学がまだ存在しなかった六百五十年前に、兼好法師はすでにこの真理を十分に承知していたのである。

それではここで、森田が「あるがまま」をどのように使用していたのか、森田の文献から眺めてみることにしよう。

(1)心は万境に従て転ず、転ずる処実に能く幽なり、流れに随って性を認得すれば無喜亦無憂なり。

訳：心は周囲の事情の変化につれて常に絶えず移り変はるものである。強く打てば大きく鳴り、軽くたたけば微かに響く、其変化の滑脱自在なること誠に幽玄である。此心の流れのままにあれば、其処に自己本来の性情が解かる。其時は喜びは其まま喜びであり、憂は其まま憂であって、苦楽を超越し気分本位でなくなるのである。(一九三〇年)

(2)余は常に「事実唯真」「事実に非ざれば真に非ざるなり」「事実に契はざる哲学若くは学問は、論理や思想の遊戯である」といって居るのである。(一九三〇年)

(3)……我々は強ひて慾ばりで、無理に善人にならなくともよい。唯事実のあるがままを認め、自然に服従し、境遇に従順であって、自分で努力をするのも、ズボラをするのも、各其相当の応報、結果を受ける覚悟で居さへすればよい。(一九三〇年)

(4)其のあるがままの心になりきり、其苦痛のままに忍受して居れば、感情の自然の経過により、普通の人ならば、一週間も経てば忘れてしまひ、修養の積んだ人ならば、純に其苦痛になりきる事により、極めて短時間の内に、心から流転し消失してしまふのであります。(一九三〇年)

(5)「成行に任す事」「その時の事」「気弱きまゝ」「他人の感情何うにもならぬ、思はれて居れ」(皆「あるがまゝ」といふ事の意)。(一九三一年)

(6)世の中は、生活が其まゝ苦悩不安である。倉田氏のいふやうに、強迫観念が「治らずに治る」のである。治らないまゝ、悩みつゝ其まゝでやって行く、それが悟りである。「あるがまゝ」にならうとすれば、既に「あるがまゝ」ではない。悟らうとせず、悟られぬまゝの内に、悟りがあるのである(佐藤氏)。

佐藤君の今の「あるがまゝ」の説明が少しくどい。くど〳〵くなると「有るがまゝ」から益々遠ざかる。倉田氏の「治らずに治った」といふのも、余り説明に捉はれ、幾らかまだ自分の強迫観念に未練があり、「あるがまゝ」になりきって居ないといふ疑がある。

人に教へるには、只「治った」だけでよい。……私が今一貫目以上の着物を着て居る。少しも重さを感じない。之を殊更らに、「重くても重くない」といへば事実ではない。即ち之を禅の語でいへば「鞍上人なく、鞍下に馬なし」といふ処でもあらう。(一九三一年)

(7)問題を放って置くのは、所謂「あるがまゝ」ではない。ある可きものを、あるべきやうにするのが、「あるがまゝ」である。病気の時に医者にかゝり、斬りかけられた剣を受け止めるのが、「あるがまゝ」である。(一九三四年)

自然服従というのは、ただ単に自然現象に屈服するということではない。人間の本性にしても、その事実を素直に認め、それは「あるがまま」に受け入れ、やるべきことをやろうということである。

事実唯真も同じである。事実だけが真理だということで、それを素直に認めるように指導するのである。森田は、よく患者に「事実は事実で、それっきり」という表現を使ったそうである。

なお森田の文献を読んでいると、「あるがまま」を自然体の意味で使用している場合もあるので留意すべきである。

二――入院式森田療法の実際

患者を入院させる部屋

森田療法は、入院式森田療法と外来式森田療法に分かれる。外来で患者を治すことができればそれに越したことはないが、症状が重症であったり、遠距離で通院が不可能な場合などでは、入院式森田療法が施行される。

入院式森田療法は第一期の絶対臥褥（ぜったいがじょく）療法からはじまり、第三期で終わる。森田は治療終了の目途を四十日間としたが、最近の森田療法施設の多くは二、三ヵ月としている。

絶対臥褥療法に入る前に、注意すべき事項について少しふれておきたい。

まず、患者を入院させる部屋である。森田は家庭を開放して治療をはじめ、初期には家庭的療法と呼んだ。その意味では、患者の家庭に似た病棟のつくりが考慮されて然るべきである。できるだけ、自然の生活環境の中で治療がなされるべきである。

とはいっても、最近の日本人の生活様式は日本的家屋と西洋的なマンションなどと入り混じった状態であることから、どちらかに統一することは困難かもしれない。

かつて、高良興生院には、両方の部屋が用意されていた。

部屋はあまり狭すぎても、広すぎても好ましくない。個室のマンション程度の広さがよい。窓は薄いカーテンで直射日光を遮るが、暗室のような状況は避けるべきである。中庭を通る人たちの話し声や、小鳥の囀りが聞こえるような状況がよい。

私は浜松医科大学病院精神科病棟では、このような部屋が準備できないので、保護室といって施錠している部屋で絶対臥褥を施行したことがあるが、これはあまりよくなかった。

昔、遮断療法といって、アルコールや薬物の依存者、あるいは非行少年などを暗い部屋に閉じ込め、一切の刺激を遮断して治療する方法があった。

これは多分に懲罰の意味を含めていたが、このような治療条件では、いわゆる拘禁反応といって、幻覚・妄想・錯乱状態を示すようなことがある。施錠して、絶対臥褥を途中で中断したいと思っても、それができないような状況だと、拘禁反応を起こす割合が多くなるような印象だった。

私はまた、大部屋で他の患者は普通の入院生活をしている中で、カーテンを張って絶対臥褥を施行したこともあったが、やってできなくはないというものの、絶対臥褥の効果を期待するという点では、これもあまりよいとはいえないという印象だった。

先年、北京医科大学や上海第二医科大学を訪問した時、一部屋で二人あるいは三人が絶対臥褥療法を受けているのを見学したことがある。

それを参考にして、私は浜松医科大学でも一部屋で二人の絶対臥褥を試みたことがあるが、これも今ひとつ感心しなかった。

というのは、絶対臥褥の一つの目的である「心身の安静」という点が期待できないからである。その意味で一部屋に一人の入院がベストであるといえる。しかも、言葉は絶対臥褥であっても、遮断療法のように、自らの意志で治療を中断することもできず、光や音まで刺激を断つという状況は好ましくない。

高良もかつて、

「絶対臥褥という言葉はきつすぎる。絶対ではないのだから」と述べていた。それはともかくとして、絶対臥褥は治療者の指示とはいうものの、自らのそれに従おうという意志に基づくものでなければならない。

入院に当たっては、病気が心理的な病気であることや、これからの治療手順に関して、簡単な説明をする。患者の中には根掘り葉掘り質問をしたがる人がいるが、それは控えさせる。

その理由の一つは、患者の疑惑や質問については、なるべく知的な袋小路・矛盾の中に追い込んでおくと、治療経過の中で自ら体験的に理解でき、それが治療につながると考えるからである。

これがいわゆる「不問療法」の所以(ゆえん)である。また、入院期間中には家族その他の面会や通信が禁じられるので、その点、患者にも家族にも指示しておく。

明してみよう。

それでは以下に、森田の主論文『神経質ノ本態及ビ療法』を読みやすくなおして森田療法を説

第一期　絶対臥褥療法

患者を隔離して、面会・談話・読書・喫煙、その他すべての慰安を禁じ、食事・便通の他はほとんど絶対臥褥を命ずる。

その目的は第一に臥褥中の精神状態をもって診断上の補助とし、次に安静によって心身の疲憊を調整し、さらに本療法の主眼として患者の精神的煩悶を根本的に破壊し、いわゆる煩悶即解脱の心境を体得させるにある。

この方法は初め、いわゆる苦悶性神経病に対して強制的に安静臥褥療法を用いた効果を心理的に説明して、苦悶は複雑な外界の刺激を去りそのままに放任すれば感情の自然の経過によって消失することを知ったことではじめたものである。

後に白隠の法語集にある内観法、悟道に入るの法などを読んで思い至るところがあった。しかしこの方法に対する心理的説明は宗教的なものとはまったく異なるものである。

この臥褥療法の経過は種々の場合があるが、もっとも定型的なのは、第一日は従来の煩雑な刺激を離れ、心身ともに安静となるために、安楽に臥褥して食欲もかえって増進する。

第二日には、普通の病者のように身体的には何の苦痛もないため、自ら自分の一身上の事、病気の事などに関する種々の連想・空想や煩悶苦悩が起こってきて、しばしばはなはだしい不安に陥ることがある。

これに対してはもし空想や煩悶が起これば決して自ら気をまぎらわせようとしたり、煩悶を忘れ破壊しようとしたりすることはせずに、自然のままに空想・煩悶するか、むしろ進んで煩悶すること、もし苦悶に耐えきれないまでになっても丁度歯痛や腹痛を忍ぶようにしていること、煩悶を思想や理屈によって制しようとするよりむしろ直接にこれを忍耐する方がよいことを注意する。

もともと煩悶とは考慮の葛藤から起こるもので、これを脱しようとする欲望とこれを否定し抑圧しようとする執意との間に、いっそう種々複雑な条件的思想が入り乱れてきて混戦状態となった時の苦痛を名づけたものである。

神経質もしくは強迫観念症の患者が、もし思想なき小児のように、不快・苦痛・恐怖に対して単にこれを苦しみ恐れるだけならば、その苦痛は単にそれだけに止まって煩悶となることはないのであるが、患者は常にこれを予期恐怖するために二重の苦痛となり、さらにこれを恐れまいとして焦（あせ）るためにその苦痛は三倍となってしまうのである。

苦痛に対して自らこれを除去しようと努力するのは、禅語に「一波を以て一波を消さんと欲す、千波万漂交々（こもごも）起る」というように、我心をもって我心に対抗するために、その心はますます錯綜することになるのである。

この煩悶は往々にして患者が展転反側するまでにいたることがあるが、その苦悶が激しいほど治療は適切に行われ、その苦悩の極に達するときは、あたかも突貫戦における「最後の五分」のように、わずか十〜二十分間でその苦悩がたちまち雲集霧散（うんしゅうむさん）し、丁度激しい疼痛（とうつう）発作が去ったように精神の爽快を覚えるようになるものである。私はこの心境を名づけて煩悶即解脱（はんもんそくげだつ）という。

この体験は多くはわずか二、三時間の内に起こる。しかし中にはこの煩悶が著明に起こらなかったり、不定に出没したりして、第四日、第五日まで継続することがある。とくに患者が喫煙などをすると、精神がこれに転動されて慰安されるため、自らその経過が長くなるものである。

この時期をかりに煩悶期と名づける。第三日は患者に昨日の精神的経験を再び起こさせようとしても、空想は前日のように続いて起こらず、かえって前日のことを興味ある追想として自らを慰めるようになる。

私はこれによってわれわれの感情すなわち恐怖・煩悶はそれ相当の条件がなければ随意に発展させることはできず、思想によっていたずらにこれを除去しようとすることもまた不可能であることを知った。

第四日、患者は前のような消極的苦痛を脱却して無聊（ぶりょう）を感ずるようになり、積極的に活動の欲望を起こし、希望の苦痛となる。

この時期をかりに無聊期（退屈期）と名づける。およそ健康なるわれわれの精神は決して無為に何の考えもなく過ごせるものではない。もし、まったく無為でありながら不管性であるのは、長期臥褥の習慣がついているものか、あるいは破瓜病（統合失調症の一類型）もしくは変質性などの類である。

私はこの無聊期を標準として、患者に十分無活動の苦痛を味わわせた後、その翌日より起床して第二期に移らせる。

森田は絶対臥褥の著効例として不眠症と不安苦悶の著しい症例をあげている。

絶対臥褥の目的を整理すると、⑴破瓜型統合失調症や意志薄弱性精神病質、うつ病などとの鑑別診断、⑵心身の安静、⑶煩悶即解脱への導入、⑷「生の欲望」をかき立てる、ということになる。

同じ論文で、森田は感情について①感情はそのままに放置しておけば消褪していく、②感情はその衝動を達成すれば頓挫し消失する、③感情は同一感覚に慣れるに従って鈍麻する、④感情はその刺激が継続する時、また注意を集中する時、ますます強くなる、⑤感情は新しい経験によってこれを体得し、その反復によってますます養成される、と述べている。

絶対臥褥期は、まさにこの感情のさまざまな様態を患者に凝縮した形で体験させる時期だといえる。

なお、絶対臥褥の期間はだいたい一週間であるが、前述の心理的な変化があまり起こらず、〝生の欲望〟があまり認められない場合には、臥褥の期間を延長することもある。また、不安・煩悶が著しく強く、治療の中断が予測される場合には、精神安定剤を服用させながら臥褥を続けることもある。

絶対臥褥中にも医師の回診は行われるが、異常のない限り、一日に一回、それも短時間の回診である。患者によっては食事を持ち運びする人をつかまえて、しきりに会話をしたがるが、これも極力控えさせる。

九州大学グループは絶対臥褥期間中にも日記を書かせるそうであるが、普通は、次の記載にもあるように、日記指導は絶対臥褥から起床してからである。

絶対臥褥期が終わると、続いて第二期以降の作業期に入る。

第二期　軽作業期

第二期における処置の大要も同じく隔離療法（傍点、森田）であって、交際・談話・外出を禁じ、臥褥期間を七、八時間に制限し、昼間は必ず戸外に出て空気と光線に触れるようにする。

第二日より夜間は日記を書かせ、これによって患者の身体的精神的状態を知る便宜とする。また朝の起床時および夜の就床前に『古事記』『万葉集』のようなものを音読させる。こうすることによって患者は朝には精神の自発活動を次第に復活させ、夜には次第に精神統一を得るようにさせる。

第一日には空を仰ぐこと、高い所に登ること、無意味に散歩すること、小児と嘻戯（きぎ）すること、筋肉を労することなどを禁じ、ただ庭園のそこここに立ったり蹲（しゃが）んだりして、気が向けば蟻蝶草木など動植物を観察したり、雑草をとったり根笹の枯葉を取ったりすることなどを許す。その目的はある制限を加えることによって、患者の心身を無聊ならしめ、その自発的活動を促すことにあって、決して注入的・他動的に作業を課すことはしない。

そもそもわれわれの活動欲は食欲などと同じく自然本能的な衝動であって、小児の自然においてもっとも明らかにこれを認めることができる。然るに従来の作業療法はたんにその種類と時間とを弄（もてあそ）んで、これを患者に課し、未だ多くは患者の自発的作業欲を亢進させることに注意を払っていない。

神経質患者の処置において自発的作業欲の亢進をはかることが必要なのは、丁度栄養不良患者に食欲を旺盛にすることが不可欠であるようなものである。

第二、三日においては、患者は次第に興味を生じ、たとえば蟻の穴を追究すること、根笹の枯葉を取ることなどにあたって、ますます完全にこれを成功させようとする感情を発するようになる。

これはいわゆる完全欲であって、神経質者にはとくに強盛であり、強迫観念症においては明らかにこれを見るのである。もし何事に対しても、初めより少しも手を下させず、これを実行させなければ、この感情は起こらず、仕事に対する興味を喚起することもない。

興味は常に必ずただ為すことによってのみ起こるものなのである。しかし、もし他動的に仕事を課せられ、あるいは自らその結果を予想するときは、患者は完全欲のためにその成功に対する予期感動に支配されて、かえって困難と不成功とを感じ、実行に着手することができなくなる。

およそ神経質患者は何事をするにも時間割りと予定の見積もりとに時日を費やし、しかもそれを大袈裟に考え大儀に思い、いたずらに煩累を感じて独り気分のいらいらするものである。そこで神経質の療法には、患者の体験によってこの予期恐怖を破壊することがもっとも大切なる着眼点となるのである。

第四、五日と進むにしたがい、次第に仕事の制限を減らし、種々の労作を許すようにする。患者はその間次第に活動が盛んになり、あたかも小児が活動によって自己の衝動発揮を快とするように、予期感動を離れてただ労作そのものを楽しみ、労作のために労作し、いわゆる無念無想になって労作三昧とも名づけられる心境となる。

このようにして患者が自ら自己の健康の発動に駆られて、ますます重い労作を渇望(かつぼう)するようになるのを標準として第三期に移る。第二期は主として身体的の自発活動を促し、第三期においては患者を指導してしらずしらずのうちに作業に対する持久忍耐力を養成して自信をうるとともに、事物に対する成功の喜悦を反復して勇気を養いうるようにする方針をとるのである。

この第二期中において、患者の多くは頭痛・精神朦朧(もうろう)・身体倦怠・胃部不快の感などのような身体的異常を忘失するようになる。なおその間、患者が自己の病症について常に自らその経過を測量することを破壊せんがために、患者がその苦痛を告げる時はいわゆる不問療法により知らぬ振りをしてこれを放任し、「頭が軽くなった、精神爽快になった」などという時には、「それはたんに一つの自覚に過ぎない、病症の点からみれば苦痛と同じである、爽快の後には必ず不快となるものである。真の健康は快不快の感を脱却したところにある。胃が健康な時には胃部に何物も感じないのと同じである」と説得する。余は患者の自覚症に拘泥するような症候的療法にはたよらず、快も不快もともにこれを打破する根本的療法をなさんとするものである。

第二期の期間は一週間から十日くらいで、森田は厳密に記載はしていないが、結局はケース・バイ・ケースということになろう。治療機関によっては、一応の期間をあらかじめ決めているところが多い。

第三期　中作業期

第三期はたとえば鋸（のこ）びき・薪割（まきわ）り・溝さらえ・畑仕事・庭作り、指物・大工仕事などを随意にさせる。これらはみな僅かにその方法およびこれに対する身体的および精神的態度を教えるにとどめる。これによって多くの患者は、たとえば塵取（ちりと）りなどを製作して思いがけない成功の喜悦に溢（あふ）れるものもいる。終日薪割りをして身体の疲労に誇りを味わうものもいる。

この期間より作業として読書を加える。書物の種類はすべて逸楽的なものを排し、また哲学・文芸など思想的なものも採らない。常に歴史・伝記など叙述的なものおよび平易で実際的・科学的なものを選ぶ。読書は室内に坐り込んではさせない。食後あるいは仕事に倦怠を感じた時それに気が向いた時など時間をえらばず本を開いたまま、処をえらばずに、いたずらに理解し記憶しようと努力することなしに訳なく読過し、嫌厭すれば直に本を閉じさせて、一日幾回となくこれを反復させる。およそ神経質者は読書にも常に理解記憶の不良、精神の散乱を訴えるものであるが、これもまた予期感動より起こり、何事をするにも心は常に現在のことの外に散乱して、その次々のことを考えるなどのために起こるものである。

余の読書法はこの予期感動と拘泥とを除去することを目的としたもので、患者はこの期間の後には、もはや周囲が騒がしくも、仕事の間にも、平気で読み、時には興に乗じて読み耽るようになるのである。

この時期になっても交際・遊戯・共同作業、無目的の散歩・体操などは禁じ、たんに自分の仕事もしくは読書をさせる。この間注意すべきことは患者の予期感動を脱却するとともに、作業に対する価値観を没却することにあり、なすべきことは自然の人間としてなしうることをするように仕向けることにある。神経質者は自己のなすことに対して過重の価値をえようとする欲望がある故に強い予期感動を伴うことになるのである。

作業に関してはたとえ下駄の鼻緒(はなお)をすげ、農作物に肥料をやることにしても、まず品格、体裁などの考慮を打破し、小児がただ盛んなる活動によって自分の機能すなわち衝動の発揮を快とするように、自ら工夫することで精神機能を発動させ、努力に堪えうる自己能力の自信をえ、成績成功に快を起こすことで作業の趣味を生じ、いわゆる労作の神聖を体得させることにある。一患者は菓子箱その他の板切れでバイオリンを製作し、終（つい）にこれが玲瓏（れいろう）たる音を発するようになったが、その時の歓喜はかのエジソンが自己発明の電灯に少しの光が発したのをみて長い間失神状態となった時の心境にも比べられる。

患者は「このバイオリンに対して人びとの種々の讃辞をうけたけれども、この歓喜が分かるのは先生だけでしょう」と告白した。

実にこの心境は製作物そのものの価値如何ではなく、大きな努力によって予期以上の成功をおさめたことに対する歓喜であって主観的なものである。そしてその予期するところが少なければ少ないほど、その成功の悦びは大きくなるであろう。

そこでこの体得は、患者が自覚症状の苦痛に堪え、すべての困難を排して、心身の自発活動をさかんにしようとする主観的態度を自得したものであって、あるいは給仕より大臣になったり、あるいは僧侶でありながら遺伝の法則を発見するなどの気分も発するのであり、人生何事か成し得ざらんという自信と勇気とを体得するもので、これは一種の悟道である。

論理や思想によって得られるものではない。

第二期、第三期の読書や作業の内容を見ても、森田の時代には読書は『古事記』や『万葉集』に限定したり、作業は薪割（まきわ）りやどぶさらいなどをやらせるように記述されているが、現代では『古事記』や『万葉集』を患者に読ませている施設はほとんどなく、現代風の本を選択して読ませているし、作業にしても掃除や彫り物など、仕事の内容が異なってきている。

施設によっては作業以外に、ピンポン、ミニゴルフ、ソフトボールなどスポーツ療法を導入したり、フォークダンスや絵画・音楽などの芸術療法を導入している施設が多い。

すでに述べたように、森田は入院治療を四十日と定めていた。四十日で治った人はおほめの言葉をいただき、治りの悪い人も四十日で治療を打ち切ったことも多かったそうである。治療途中で脱落していった患者が、再度入院を希望しても、受けつけなかったとも伝えられている。このように、短期間での入院治療であったので、第三期の期間もせいぜい七日から十日くらいであったと想像されるが、明確な記載はない。

これもケース・バイ・ケースであったろうが、退院が近づく第四期には十分期日を割いたと思われる。森田は第二期以後を作業期と呼んでいるが（普通、第二期を軽作業期、第三期を中作業期、第四期を重作業期という）、私は作業期というよりは生活療法期と呼んだほうがよいように思う。

というのは、森田は患者と一緒に生活しながら、患者に対して折にふれて精神療法を施行した。一緒に入浴して背中を流し合っている時も、患者が草むしりをしている時も、折にふれて精神療法、生活療法を行ったのである。

森田の弟子たちの回想によると、この四十日間の治療期間は、もともと短すぎたとのことである。鈴木知準（すずきちじゅん）もそう考える一人で、そのために形外会（後述するが、森田神経質の自助団体）などがアフターケアの役目をしていたそうである。

現代における入院治療期間の延長は、この理由の他にも患者の質の変化（医師の指示に絶対服従の姿勢が乏しくなった。純型の患者が少なくなったなど）、医師の治療態度の変化（患者ばかりでなく、医師そのものにも厳しさがなくなってきた。とりわけ患者と生活を共にしながら指導しようという医師が少なくなったなど）なども考えておくべきである。

入院治療の総仕上げは、第四期である。

第四期　入院治療総仕上げ期

第四期は興味中心主義ではなく、興味執着をも破壊し、すべての拘泥（こうでい）を離れて外界の変化に順応するための訓練であって、日常生活に帰る準備をする。

三――森田療法の特色、日記指導

簡明な日記評

日記指導は入院式森田療法ではもちろん、外来式森田療法でもしばしば行われるし、現在では森田療法の一つの特色にもなっている。

森田は記述したように、起床第二日目より日記を書かせ、患者の身体的精神的状態を知る便宜とすると簡単に述べており、ことさらに日記指導の効果を取り上げた記述はない。

弟子たちの述懐によると、森田の日記注は簡単で、○×や傍線など、簡単なチェックが多かったようである。

森田の高弟高良武久は日記指導を重視し、患者の記述する日記を読むことによって、(1)患者の生活態度や関心事、症状の変化などがだいたいわかること、(2)患者にとってもそれが反省の機会になるので治療に役立つこと、(3)多人数を治療する場合、いちいち面接する時間と労力が省けること、などを日記指導上のメリットとしてあげている。(一九六五年)

森田療法における日記は、家庭でつける個人の日記とは異なり、患者が治療者に見せるための日記である。そのためには、日記をきれいに書くことが要求される。誤字があれば正される。日記を書くことを苦手とする人もいるが、日記を書くことも一つの仕事なのである。日記には起床時間、就床時間は必ず明記させ、午前中は何をしたか、午後は何をしたかを行動本位の生活内容を中心に記載させる。日記を充実させるためにも、毎日の生活を充実させなければならないのである。

日記は夕方から夜にかけて、だいたい三十分以内に書き、入院の場合は翌朝、医師に提出する。医師はそれを読み、赤の文字で欄外または日記の末尾に評を加える。

最近は説明的な注で長くなる傾向があるが、高良もできるだけ簡明な日記評をするように若手医師たちを指導していた。日記評にはよく格言や森田が使用した言葉が利用される。

読者の参考のために、この本の末尾には森田療法の言葉の辞典を掲載したが、この中から選んで注にしてもよい。

患者はよく、自分の症状や苦痛を記述するが、極力、目的本位・行動本位を重視して、何を考えたかではなく、何をしたかを中心に書かせる。

簡単な日記評だと、患者は当然理解に苦しむことがある。

しかし、不問療法といわれるように、患者自身に考えさせることが大切である。高良は日記指導をすると、患者との面接時間が省略できると述べているが、私自身としては、日記を参考にしながら患者と面接するとよいと思う。日記評で疑問な点があれば、それを説明することもできる。

そうなると、患者との面接時間は必ずしも短くはならない。

患者は主観的にはなかなか改善したという気持ちにならないこともあるが、日記をめくってみると、入院当初よりも治療が進んだ時期のほうが日記の内容に明らかな改善が見られるので、それを指摘してやり、患者自身もそれを自覚できるようになる。

日記は私物である。患者はそれを持って退院するわけだが、社会復帰をしても、不安状態に陥った時には、日記を開き、評の言葉を反芻（はんすう）しながら、生活指針にすることがよくある。

外来で日記指導をする場合は、一週間か二週間に一度外来を訪れる患者に日記を持参させ、一週間分、二週間分の日記に目を通し、日記に注を入れ、精神療法にはいっていくのだから、治療者にはかなり負担になる。

結果的には、入院治療に比べて日記評の効果も薄らぐことはやむを得ない。

遠隔地の患者の場合は、一、二週間分の日記を送付させ、それに注を加えて返送するという形をとる。

日記に現れた症例――不安発作

それでは、日記指導の実際を例示してみよう。

日記は絶対臥褥起床後日数、起床時間、睡眠時間を書き、午前中に何をし、午後は何をしたかを記入する。この日記は主治医にその日の行動を知らせるためのものである。主治医は朱で批評し、目的本位・行動本位の生活指導をする。

症例は二十七歳男子、会社員。

主訴は不安発作、動悸。診断は不安神経症。

ふだんは愛想よく、明朗で、ギターやカラオケが上手である。卒倒恐怖、死に対する恐怖が強く、入院治療がやや長引いた。退院間際には森田療法グループのリーダーとして活躍した。

2月6日　起床　11日目　起床6時　Date　No

アレンジャー次。朝、目覚めた時から、しって来ています。朝の花壇では、途中でジョウロをこぼしたのに気づいて取りに帰りました。神経質が足りません。

仕事に神をさきまう。とまざろう。

午前中は畑に行きました。行きがけから症状は出ました。次、明日の事を考えるとそのままの恐怖を胸にさげて歩き続けるしかないと思いそのままにしていました。畑に着いてすぐ畝を作り始めた所で、雨がパラパラとしてきたので作業を早めに切り上げて、帰って来ました。帰り道でもやはり症状が続き、不安でたまりませんでしたが、そのまま帰って来る事が出来ました。

いれずえし。

午後からは庭まきをしました。私は庭の役でした。所要時間はかからず、二十五分くらいで終ってしまいました。今食事会の件で、鈴木先生が部屋に来ていて、結局今月末はヴァリーグーの仕事が回って来ていますが、三月は二月中にアレンジャーに行ります。その後、新しい近藤先生と面談をしました。一時間半位話していました。いろいろなお話をしました。私の病気が根本的にどういう状態で起こったのか、このまま、やはりそれを考えて私全におすすめがほとんどありません。身体の事に関しても、昨日の鈴木先生といい、今日の近藤先生の話しでも、やはり現代医学では、私は健康人なのだという結論に達するわけです。しかしそれでも、現実に起こる症状は様々、不安は全く解消されるわけではありません。しかし、とりあえず明日から四日間は元の気でがんばって来ようと思ってます。一応自分のこれからの人生をかけるに等しい事のように感じがします。

『不安心即安心』だ

不安のまま人間はいいんだ。

「人間は不安の存在である」

（　　　）

就寝9時

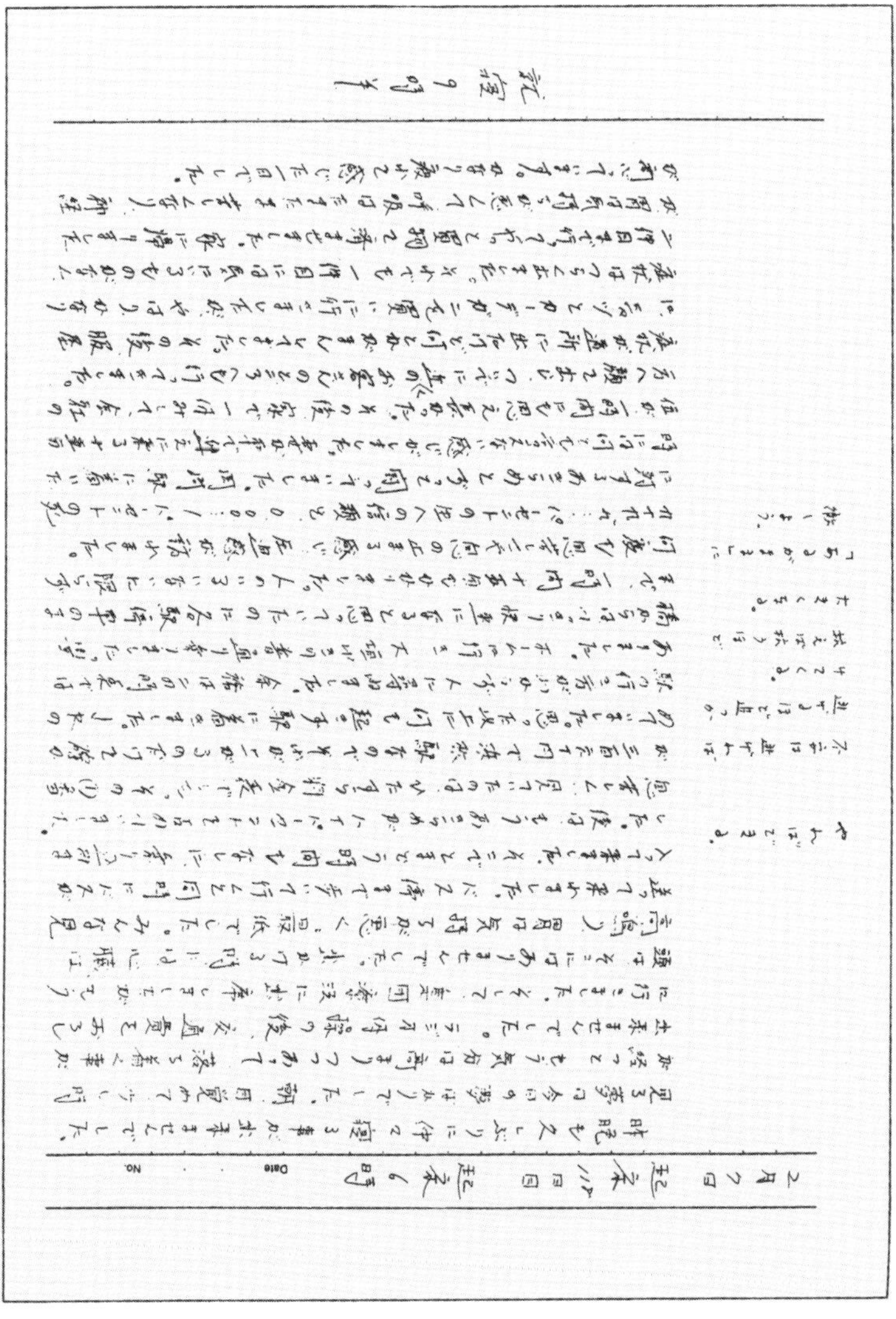

2月7日　起床 [illegible]　起床6時　Date . . No.

睡眠も久しぶりに伸々寝る事が出来ませんでした。
見る夢は今日の夢ばかりでした。朝、目覚めて少し時
が経つともう気分は高まりつつあって、落ち着く事が
出来ませんでした。ラジオ体操の後、交通費をおろし
に行きました。そして、[illegible]に出発しましたが、もう
頭はそこにはありませんでした。[illegible]3時には心臓は
高鳴り、胃は気持ちが悪く、最低でした。みんなが見
送って来ました。バス停まで歩いて行くと同時にバスが
入って来ました。それでとまどう時間もなしに、乗り込みま
した。後は、もう[illegible]
息苦しく、[illegible]
が[illegible]
めていました。思った以上に何も起こらず駅に着きました。一人の
駅の行き方が分からず人に尋ねました。[illegible]
ありました。ホームに行き、大阪行きの普通に乗りました。[illegible]
急ならば、ばったり発作になると思っていたのに各駅停車のため
まだ、1時間十五分もかかりました。[illegible]
何度も[illegible]
それが…パーセントの全くの信頼と、0.00…1パーセントの[illegible]
に対するあきらめと少々と闘っていました。[illegible]
時には何ともいえない感じがしました。[illegible]
位が1時間にも思えるのだ。その後、駅で1時間いて、会社の
[illegible]
症状が[illegible]
に、[illegible]
症状はつらくありました。それでも一時間には[illegible]
[illegible]
が、帰りは気持ちが[illegible]、神経
が[illegible]

就寝9時半

やればできる。
不安は逃げれば逃げるほど追ってくる。
抗えば抗うほど大きくなる。
「あるがままに」[illegible]

二月8日 起床119回目 起床7時　Date　No.

朝の目覚めは非常に良く、そのまま散歩でも行こうかと思えた程であった。七時半位に朝食をとったが、落ち着いて食べる事が出来た。八時少し過ぎに会社の方へ行った。みんなにあいさつをしに工場の方へ行った。仕事はあまり忙しいわけではなかった。午前中は、フォークリフトに乗り、原料の積み降ろしなどを主にしていた。仕事中に不安に襲われた。リフトを運転しているのが怖くなって来て、運転中に死んだらどうしようと思いながらも作業は続けた。何とか出来た。昼食を食べ過ぎて、苦しかった。少し昼寝をしてしまった。二時頃からまた仕事をした。今度は現場での仕事をした。やはり仕事と言える程の仕事でもないが、大きな入れものに、セーターなどの切れはしを詰める作業であった。あまり意識してはいなかったが、二時間程後に少し息苦しさを感じ始めた。やはり疲労感も感じて、事務所に早めに帰ってしまった。その後、詰所に座っていたが、苦しくて、落ち着かなかった。五時になったので家に帰って来た。そして実家の方へ行ったが、症状は消えず、車に乗っているのが苦痛でしょうがなかった。実家に行ってもそのまま、とらわれていた。食事もあまりとらなかった。夜八時過ぎに、実家を出たが、パニックになってしまい、車に乗っていて、死ぬのではないかと思われた。何度も何度も病院に行こうと思った。入院中の症状とは違うんだと自分で思い、パニックは、おさまる事がなかった。アパートに着いても、車から降りる事が出来なかった。実家からアパートまでの十分位のところが、[illegible]。アパートの中に入るまでに一時間位かかった。もう今は少し落ち着いているが、死にそうなので、もう寝ようとしている。

「死にはしまい」ということと「死ぬこと」とは違う。一度死んでみることだ。

「外相談にて 内相自ら話す」

就寝9時

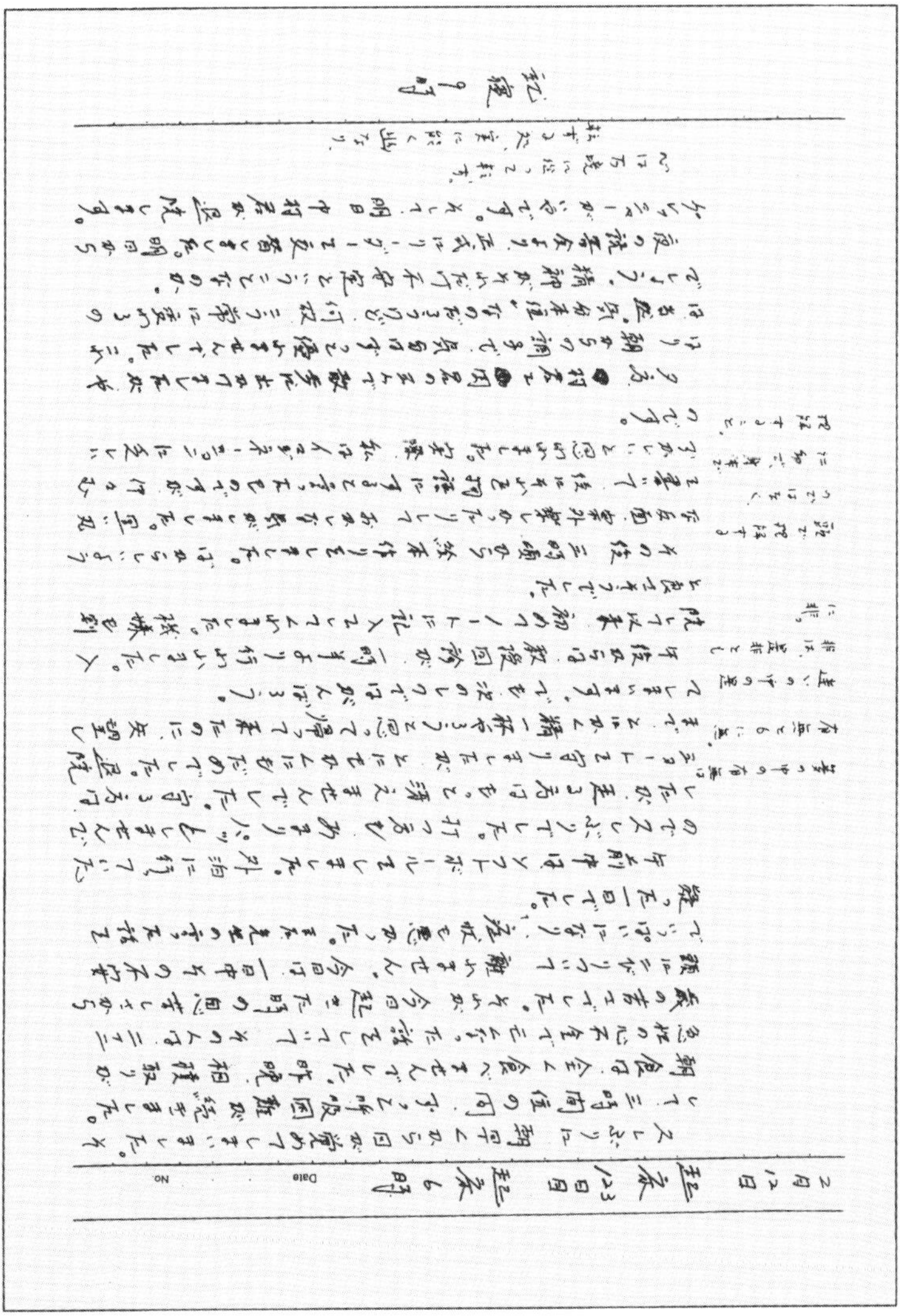

２月12日　起床　133日目　起床６時
Date　No.
久しぶりに朝早くから目が覚めてしまいました。そして三時間位の間、ずっと呼吸困難が続きました。
朝食は全く食べませんでした。昨晩、相撲取りが急性の心不全でこんな[illegible]話をしていて、その人は三十三歳の若さでした。それが今日起きた時の思い出しから頭にこびりついて離れません。今日は一日中その不安でいっぱいになり、症状も悪かった。[illegible]辛かった一日でした。
午前中はソフトボールをしました。外泊に行っていたので久しぶりでした。打っても あまりパッとしませんでした。走ることはもっと[illegible]ませんでした。守ることはショートを守りましたが、とにかくにもだめでした。退院までには精一杯やろうと思って帰って来たのに、失望してしまいます。でも、泣いてばかりではがんばろう。
午後からは、救援回診が一時半より行われました。入院して以来、初めてノートに記入してもらいました。[illegible]
その後三時頃から茶本作りをしました。[illegible]
[illegible]
夕方、[redacted]村君と[redacted]田君のために[illegible]
[illegible]
夜の読書会より[illegible]明日から[illegible]明日中村君が退院します。
就寝９時

事々の中の有無は有無ともに是非。
是非の中の是非は是非として非に非。

2月13日　起床4時頃　起床6時　Date　No.

今朝も早くから目が覚めてしまった。三時半頃だったと思われる。胃・腰が痛かった。おそらく神経性のものだと思った。今日からリーダーの仕事の為のプレッシャーなのだろうか。

朝の礼拝に行っても、何か特別しなければならないことはないかと探してみた。一、二点は見つかったので実行しようと思っている。

仕事を探すのも一つの仕事。

午前中は、畑に行った。歩いている時は寒さを感じていた。現地に着いて、作業を始めた。与えられた作業はすぐにみんな終わってしまい、ほかからはほとんどの人が草取りをするはめになってしまった。私が段取りが分からなかったせいであり、一回目より大変反省点が多かった。

午後からは、食後、入浴した。もうほとんど洗ったりするのは落ち着いてやっているようになったが、やはり湯船につかっているのが怖くて仕方がなかった。二時から音楽療法でクラシック音楽を聴いた。私にはあまり効果があったのだろうか。いままで何回かピアノ演奏の時は苦痛でならなかったのに、今日は気分で寝てしまいました。心は落ち着いたのかな。

夕方、[redacted]田さんと[redacted]浦君と[redacted]君とで野球をやりました。外は寒かったけどかなり楽しんでできた。

今日、[redacted]村君が退院していきました。彼は私より一日早く入院していました。初めて話したのも彼でした。同時に互いにはげましあってやって来た仲でした。ここでの友達以上といってもよい。以前から友達同志だったかのように思えます。絶対にがんばってほしいです。退院したら連絡しようと思っています。今の事が互いに笑って話せるようになる日が来ると私は信じています。

担当医は「小さな」が
ついていればいいと
いう話でした。
治療はこれからどうなるか
はわからない。

また明後日には、谷川君も退院です。みんな不安を抱いて、ここを旅立って行きます。

就寝9時

四――治療者を中心とした座談会

座談会の主旨、目的

森田療法施設では、講話形式の集団精神療法や治療者を中心とした座談会が行われるところが多い。これらは入院患者、退院患者、外来患者たちが入り混じって参加する。

主だった施設では、機関誌を発行している。座談会には雑誌の読者が参加することもある。講話はもちろん、治療である。座談会は治療・アフターケア、一般の人たちの啓発などの目的を持っている。

森田正馬を名誉会長とした患者の自助組織「形外会」が発足したのは、一九二九年（昭和四年）十二月一日である。それまでは、森田正馬宅で修養療法と称して森田を中心とした座談会があり、これは一九一九年（大正八年）四月からはじまり、会員は三百七十人くらいいた。

形外会は元患者が主宰する自助組織で、発起人は香取、友田、深山の面々であった。第一回形外会に集まったのは二十七人で、香取が座長を務めた。この時には一九一九年から二一年頃の患者六人も参加している。

形外会には、森田が参加しないこともたまにはあったが、毎月第三日曜日の午後二時から会費（一円、学生五十銭）をとって行われ、夕食をともにするのが常だった。

この形外会は、六十六回（一九三七年四月二十五日）まで続いた。最終会の出席者は四十人で、医師は森田、古閑、堀田、竹山の参加があった。

この記録は、森田が発行していた「神経質」第一巻一号（一九三〇年一月）より九巻までに掲載されている。

この形外会の記録を見ると、森田と患者とのやりとりから森田療法がよくわかる。座談会であるから、森田は平易な言葉で、懇切（こんせつ）に自分の考えを述べている。森田療法の研究には、恰好の資料である。

患者の自助組織「形外会」の記録

以下には一九三一年（昭和六年）二月に行われた第十回形外会の記録を掲載する。この会には、かつて入院治療を受けてよくなった劇作家の倉田百三（くらたひゃくぞう）も参加し、意見を述べている。

第十回　形外会　昭和六年二月二十二日

午後三時開会。出席者二十七人。倉田百三氏、高良博士、佐藤、古閑、長谷川諸先生の出席あり。時あたかも学校試験の時期にて、学生諸君の出席のなかったのは残念であった。

この会の発会当時、これが二、三回も続けば、飽いてくるであろうと噂した人もあったけれども、思ったよりもますます盛んになるばかりである。幹部の内で、これから時には名士の講話を頼むとか、余興に講談師を呼ぶとかいう事をしては、どうであろうか。

ついては会費も、会員は出席の如何にかかわらず、一年一円とし、その代わり現在の出席者普通一円と、学生五十銭の会費を減額する事にしてはどうかなどの話も出た。

開会の前に、森田、倉田両先生の揮毫があった。森田先生は「事実唯真」「雑念即無想」「斯くあるべしという猶お虚偽たり、あるがままにある即ち真実なり」その他のものを書かれ、倉田先生は「鞍上人なく鞍下に馬なし」という事について、「うち騎りてただに走らな、吾鞍の下びに馬はありもあらずも」の歌、および西行法師の「雲にただ今宵の月をまかせてむ、いとふとてしもはれぬものゆゑ」という強迫観念に関係のある歌を書かれた。

縁なき衆生

日高副会長　倉田先生は有名な方であり、かつ我々神経質者にとっては親しみ深い方であります。今日は会員の方は、この機会を失わず、何かとどしどし質問されん事を願います。

神経質は内気で、しかも内心は欲望に燃えております。しかし強迫観念にとらわれている間は、心が糊づけにされている。一度これを突破して、口になり筆になり表現する時に、大なる感興を生ずるものです。

これによって自然に対する心がわかる。縁なき衆生は度し難しというが、縁とは実行する事によってできると思います。……

森田先生　同じ神経質でもその治り方はいろいろであって、私の著書によってのみで治る人が相当に多いという事は、沢山の礼状によってわかります。

また一回の診察、数回の外来で治る人も多い。倉田さんも先年、藤沢からはるばる雪の日もいとわず確か五、六回、ここへお出でになったかと思います。入院しては、早いのは一、二週間で全治した人もあるし、まれには四ヵ月もいた人もあります。平均は四十日くらいです。治らない人も百人中、六、七人はあります。

治ると治らないとは、ただ私の療法に柔順に服従すると否とによる事です。自己流の理屈をいうものは、縁なき衆生というよりほかしかたがありません。

橋本さんは古閑君のところへ入院して、三日目に逃げ出して、その後私の方へも入院を頼んで来たけれども、勿論許しません。ついに根岸病院で佐藤君にかかって全治したのであるが、その逃げ出した時の心持を話してもらうと面白かろうと思います。

三日目に逃げ出す

橋本氏　私は四年前に、熱が続いてあって、医者からチフスを疑われ、病気が治って後にも、自分の病気の事が気になって、長い間職業も何もできないようになりました。ついに森田先生の診察を受けて、古閑先生のところへ入院する事になりました。

臥褥中にいろいろな強迫観念に襲われ、恐ろしくなって、三日目かに古閑先生のところを逃げ出しました。森田先生のところへも入院ができないので、『根治法』の内で佐藤先生の事を知り、根岸病院に入院しました。ここでは逃げ出す事はできず、かえって安心して働く事ができました。

五十日くらいで、もう退院してもよいと先生からいわれましたけれども、家に帰ってまた起こりはしないかと心配して、七十日くらい病院にいました。先生からは、それが完全欲であるといわれました。

退院後は病気をしない前よりも盛んに働くようになりました。

古閑先生　橋本さんは、入院中最もうるさい人でした。絶えずいろいろの請求があって、夜中に苦しいから帰してくれといい出した事もある。

迎えを呼ぶからといっても聞かずに帰ってしまいました。翌日また入院を頼んで来たけれども、こらしめのため許しませんでした。

器械的作業では再発する

森田先生　ここへ入院して全治した人の中でも、途中苦しくて逃げ出したくなった人はいくらでもありましょう。誰かその時の心持を詳しく話してもらうと面白かろうと思う。この逃げ出す日が、大体定まっている事も面白い。三、四日目とか十一日目とかに決まっている。

一度逃げ出したら決して再び入院はさせませんけれども、ある人は五十二歳の男でしたが、夜退院して、翌朝は早々息子と一緒に来て、謝まって帰らないからしかたがありません。

この人はこんな事が二度もありました。この人はつまり、ここで苦しいのを耐えるのも、家で耐えるのも同様、同じ働くなら家で働いた方が得であるという風に考えたのであります。

雑誌に四月号から続いて出ている赤面恐怖の患者は、十一日目に相談なしに退院して、その後、はるばる横浜から兄さんが二人連れで来る、母さんが二度も来る。ようやくのことで、一ヵ月余りもたって入院が許されましたが、幸いにしてこの人は非常によくなって、大喜びでした。

ここの作業療法の起りは、私の著書にも簡単に書いてありますが、詳しく話せば、専門的には相当に興味のある事です。

私が精神病院で作業療法を始めたのは、私の大学助手時代で、明治三十七年、今から二十五年前であります。この作業療法の研究で、加藤という人は、医学博士になりました。

この作業も以前には、いろいろ工夫して仕事の材料を与え、豆より楊子けずりなど、夜業の仕事にし、また仕事のために薪を買い入れたりしました。これが現在では、自然のままに自分で仕事を見付けなければなりません。

ここに非常に必要な自発的活動というものが現われて来る。成績のよいものは、退屈という自然の心から、こまごました事が目につくようになり、うまくできないものは、いつまでも申し訳の仕事のふりばかりして、自然の心になってできないのであります。器械的に規則的にあてがわれた仕事では、患者がよくなったように見えても再発しやすいが、自然の欲望から発展したものは、決して再発はしません。

治ったという事は、容態のなくなる事です。私自身も昔は心悸亢進発作とか、脈の結滞とか、頭痛持ちとかいろいろあったが、今はそんな事は思い出すも、はっきりしないで、脈の結滞なども、全く起こらなくなりました。

井上君なども昔は随分沢山、容態があったようですが、今は大分昔あった事を忘れているようですね。

神経質は偉いもんだよ

井上氏　私も前には随分症状がありましたが、今はあの時どのくらい苦しかったか、よく思い出せません。昔は神経質同士とよく話が合いましたが、今では少しじれったいようになりました。

私は自分で頭が悪いと知っていますから、人の二倍も三倍も勉強しなくてはならぬと思っています。先日叔母のところで、この事を話しますと、叔母は「そんな事じゃいけない。自分は頭がいいと思っていなければ」と申します。

森田イズムといっては適当でないかも知れませんが、人は自信がなくてはいけないとか、どうも目的論的になる事が面白くない。かくあるべしという、なお虚偽だってあります。お釈迦様は人を見て法を説いたといわれるが、叔母にはこの様な理屈をいってもわかりませんから、その場のお茶を濁しておきました。

私は森田式には方式がないと考えます。つまり理想主義とかいう風に、一定の理屈にあてはめる事はいけないと思います。

昔は私は他人から神経質と見られるのを恐れて、神経質の本を包みの内に隠していましたが、今では神経質は偉いという事を吹聴（ふいちょう）するようになりました。

この頃は学校でも神経質という事が大分流行するようになりました。先日も学校で、雨が降り出した時に、ある男は傘の用意をしていまして、神経質は偉いもんだよといっていたような事があります。

目的論は科学者に禁物

日高副会長　キリスト教では、全人類を救うために天がイエスを下されたと申しますが、私共は全神経質者を救うために神が森田先生を下されたと思います。

森田先生　目的論という言葉が出ましたが、科学者にも時どきこの様な傾向の人があって、私はこれをはなはだ好まない。昔のキリスト教などでは、この目的論的の説明が多い。

世の中のものは造物主が造ったという、人間のために神が動植物や何やを下されたものである、この言い方は種々迷妄に陥りやすくて都合が悪い。我々は世の中の現象を事実ありのままに見る事を心掛けなければならない。

人のために地球ができたのではない。地球は自然に生成して、その上に空気や水があって、そこに水生動物ができ、食物ができて、そこに人間も発生したというのが、事実の見方であって、それが善いか悪いかという事は別の事である。

人間の都合のよいように説明するのは事実ではない。事実が唯真であるのみである。

キリストはユダヤの旧教や政治の弊を救わんとして、そこに出現し、インドのバラモン教に対して釈迦が起こったので、戦国時代に豪傑ができるようなものである。私が神経質を研究したのも、神経質に苦しむ患者があるためであって、診察料を取り生活の資を作るために、神経質や療法やをこしらえたのではありません。

畔上氏　私の父はクリスチャンです。キリスト教では、物は神が造ったと教えています。内村鑑三先生は、今までのキリスト教は間違っているといって、一生をその改革に捧げられました。

　このキリスト教は道徳の宗教ではない。キリストを信ぜよというのは、真宗でただ、南無阿弥陀仏と唱えるのと同様であります。

古閑先生　畔上さんのお父さんは、新しいキリスト教の一派を立てておられる方です。今畔上さんは、その立場から説明を加えられた。この人は非常に強い対人恐怖でありましたが、今はこのように大勢の人前で自分の意見を主張するようになりました。今十八歳ですが、前には家で、四ヵ月ほども外に出る事ができず、布団の内に閉じこもり、風呂にも入らず虱がわいたとの事である。

　しまいには精神病院に四ヵ月半も入院させられた。狂人と思われては損と思い、おとなしくしていたから退院を許されたとの事である。昨年私の家へ入院して、対人恐怖もよくなり、今は府立の六中へ行くようになりました。

解決の文句を何回でもくり返す

加藤氏　私は十五年くらい、強迫観念で苦しんだ。私の強迫観念は皆で十一くらいあるのですが、以前のは順々に変化しております。最近のものには、こんなのがあります。人間と猿とはどこが違うかという疑問が起こり、その解決ができないので苦しみました。それで猿を見るのも、猿という言葉を聞くのも恐ろしいのです。

そんなのは先生の本を読んで、よくなりましたが、ここへ御厄介になったのは、何か心に疑問が起こると、これを解決する文句が頭の内にできる。

それが長いのになると一回に十分も二十分もかかる文句になる。これを心の内で満足するまで何回でもくり返さねばならぬから大変なものです。京都に行った時も、汽車中でも、見物中でもその文句が続いて、どこをどう歩いたか、わからなかったくらいです。

森田先生　加藤君のくり返すという事は、中村君もこれと同様な事がある。ある一定の文句を作ってこれをくり返さなければならない。例えば「お前は今、過去の事に執着したり、未来の事を杞憂（きゆう）したりしてはならない。自分はただ現在のこの一事にベストを尽くさなければならない。それ以外には何もないのだ」というような、もっと長い複雑な文句を気のすむまでくり返さなければならない。

同君はこれを祈念恐怖と名付けて、勉強も何もできなくなり、随分苦しんだものであります。この強迫観念の経過は、その内に雑誌に出るかも知れません。加藤君の疑問解決という事と、少し内容は違うけれども、その外形と苦痛とは同様であります。

倉田さんも計算恐怖・観照恐怖とかいう意味の強迫観念に悩み、これは同氏の『絶対的生活』という著書にも出ている事ですが、読書中・仕事中にも「いろは」をくり返すとか、難しい数字の計算を反復してやらなければ気がすまないという風であります。

しかるにここに大事な事がある。加藤君はさきほど、京都へ行っても、何もわからなかったといわれたが、私が想像するに、汽車の時間も電車の乗り換えも間違えず、見るところも見て一人前の旅行を仕遂げられた事と考えます。その時の模様はいかがでしたか。

加藤氏　やはりその通りでした。それに土産物も買ったし、俳句も三つ四つ作りました。

同時に五種類の仕事ができる

森田先生　そこです。「事実唯真」というのは。加藤君は自分の事実を正しくいう事ができなかった。すなわち嘘をいった訳です。苦痛であったけれども、人並みの事はできたというのが事実の告白であります。

読書恐怖が成績優等であり、赤面恐怖が堂々と演説したりするのもみな同様である。倉田さんも、のべつに心の内に「いろは」をくり返しながら、それで原稿も書かれ、仕事もできたのでありましょう。

最近、朝日新聞に、五重奏という事が出ていた。それは本を読みながら、会話をし、字を書き、計算をするとか、同時に五種類の事をするという事です。今度、同新聞社で、これを公衆に見せるという事があったけれども、私は残念ながら行く事ができなかった。

聖徳太子は一度に八人の訴えを聴かれたとのこと、すなわち八重奏である。私共も平常、二つや三つの仕事は同時にやっている。例えば病院などでも、患者の家人に面接しながら机上の雑誌を読み、一方には看護婦に用事を命令するとかいうようなものである。三重奏である。

今の五重奏をやるという人は、つまり曲芸をやる人が特別に稽古して上達したと同様であろうと思われるが、我々の日常は、誰でも同時にいくつもの方面の事を考えているのが普通の事である。

強迫観念でも、苦しみながらなんでもできるものである。神経質の人の考え方の特徴として、それを自分でできない事と、理論的に独断してしまうのである。それ故に加藤君のように誤って嘘をいうようにもなります。

宇宙の事実の大肯定

加藤氏　倉田先生が去る十七日から、朝日新聞に御執筆になっております「自分の問題」というのを拝見しまして、少しばかり感じた事を述べましして、先生のお教えを仰ぎたいと存じます。少しずつ拾い読みさせて頂きます。

「私が作仏（さぶつ）というのは、宇宙と一致して生きているとの自覚に達すること、すなわち我々のあるがままの生をその内容の如何によらず、そのまま肯定して生きうることこれである。自分はこの意味の作仏をもって、私の願いとしている。」

ここの療法を受けた我々には、このお言葉は割合によく理解しうることと存じます。私は、事実は絶対である。あらゆる宇宙の実在・事実を肯定する事ではないかと存じます。いわゆる大肯定によって生ずる法悦とか安心とかいう境地ではなかろうかと存じます。

次に同先生の「今、ある内容の生を、例えば火傷して苦しむ事をそのまま肯定せんとするとき、我々は思想的にその事実を肯定する事はでき、また意志をもって肯定せんと努力する事はできても、その肉体的苦痛の感覚を如何ともする事はできない。それは我々が潜在意識的に、肉体の健在を選択するからである。

もとよりこの場合、そのまま生を肯定するとは、肉体的苦痛の感覚を生じてはならないという事ではない。その苦痛の感覚ありながらの生を嫌う心を生ぜず、その生を受け容れうれば足りるのである。が肉体的苦痛が過ぎ去った後で、その生を肯定する事はできても、その苦痛の中において、その生を肯定する事は容易でない。拷問の打ち勝ち難いのもそのためであって、もしこれをなしうるものは殉教者である。」

「そして解脱（げだつ）法が可能であるという生きた人での証人もこれまでに二、三あったが、生来疑い深い自分には、それが偽りの証（あかし）（たとえ意識的ではなくとも）ではないかという疑いがとれなかったが、最近に至って、有力な信ぜずにはいられない証人を得た。その人は自分と極めてよく類似した求道過程を経た人で、ついに純粋事実の境地に到達し、その験証によって、本能や潜在意識や肉体的苦痛をも、克服しうる自信を獲得したのである。自分は残念ながら、未だ肉体的苦痛、克服の験証を持っていない。これが自分の不安であり、したがってこの験証をうる事が自分の現在の問題である。」

この場合、先生の「肉体的苦痛の克服」というのは、苦痛を肯定しようとするのか、あるいは否定しようとするのでありましょうか。結局、苦痛を感じなくなるのでありましょうか。それとも肉体的苦痛は現存しながら、生を肯定する事ができるというのでありましょうか。この事をもう少し具体的に説明して下さいましたなら、非常に幸いに存じます。

正岡子規が苦痛に泣き叫びつつ仕事をした。彼の泣き叫ぶ事が苦痛の肯定であり、生の肯定ではありませんでしょうか。いわゆる苦痛を苦痛する事であろうと思います。「心頭滅却」というのも、そういう場合に相当するのではないでしょうか。

主義者に痰を吐きかけられる

倉田先生　肉体的苦痛はなくする事はできぬ。これは強迫観念と同様である。耳鳴りの場合これは苦痛であるが、それを苦しんでいるのが肯定で、意識で苦痛でよいとするのではない。肉体的と精神的というも枝葉の問題である。それは頭でわかり思想でわかっているもので、実際には不可である。つまり身にはわかっているのでない。苦痛をそのまま受け入れられないのである。

なんといっても精神的苦痛よりも肉体的の方が苦しい。神経質が自殺しないのは、苦痛の想像が他の素質者よりも強いからではなかろうか。

何かをなさんとするに、苦痛を打ちきって進む人を豪傑というべきでないか。これは必要な事である。我々が人と討論する場合、自分は何も悪い事はない、相手を恐れている訳でもないけれども、思いきって大胆に向かって行く事ができない。

共産主義者のようなものが、議論に来る事があるが、その場合、それと太刀打ちのできる力をうる修養をしたい。その事の実際できぬ事はわかっていてもそう思う。ある時は主義者に顔へ痰を吐きかけられた事もあるんですよ。

佐藤先生　耳鳴りでも強迫観念でも、苦痛という事は同じ事だと思う。拷問の時は、非常の苦痛を押し通そうとする我慢のところに値打ちがある。もしそれが苦痛でなかったらなんでもない。神経質は痛かろう、つらかろうである。

思いがけなく高いところから落ちる時は、ハッと思うだけで、なんでもない。強迫観念でも苦痛に飛び込んだ時は、苦痛はない。火傷などを強迫観念と一緒に取り扱ってはいけない。火傷は事実であるから。

先日野村君が病院で火傷をしたが、非常に痛いのが四十分間で、痛みが止まったら、反動で、後は気持がよくなる。

橋本さんは入院中に、尿意頻数があったが、なるべく行かないで、耐えるがよいといったら、十八時間も行かないで倒れた事がある。神経質はなかなか意志が強い。強くなる方法は修養・鍛練によるよりほかにしかたがない。

生まれながら大胆であったり、恐れなかったりしたら、確かに変質者である。早発痴呆症にかかると、後天性にそういう風になる。信長なども変質者と見なされている。

倉田さんが人と討論するとき、先方も倉田さんを弱い人とは思っていない。結局その心持は両方ともいくらも違わないかと思います。

僕が精神病患者を診察する時は、ときどき恐ろしい気味の悪いのがあって、その時は青い顔になって、ビクビクして震えながら診察をする。この強いて大胆になろうとしないところに、真の勇気があると思われる。

ライオンから飛びつかれたとき爽快を覚えた

高良博士　苦痛は苦痛として耐えているだけです。腹を切るのは、苦痛と知りながら正義感からやるのですね。それは信仰からでしょう。倉田さんのいわれた女の節操という事も信仰からではありませんか。
首をくくると軟らかい快感を覚える。またこんなのがあります。ライオンから飛びつかれて食われかかったのを鉄砲で助けてもらった。そのライオンから倒された瞬間には、爽快な様な気持だったという事です。

私が小児のとき、高い木から落ちて気を失った事がありますが、ちょっとよい気持であった。そして、どうしてどの辺から落ちたかという事は意識がないです。

私がかつて山に登って疲労した時に、いろいろ考えたのち、他に近道がないという事を知ったら、非常に楽な気持になりました。ニイチェが最大の慰めは、何も慰めがないと知った時であるといっております。

肯定と否定

森田先生　今ちょっと倉田さんの肯定という事について、言葉の詮索をしてみます。肯定と否定とは、相対的の言葉で、単に物を如実に、あるがままに見るという時に、このような言葉を要しない。ただ特別の場合にこれを用いる事があるのみである。例えば太陽は東から出て西に入る。これが我々の常識的の判断である。これが地動説によって否定されるのである。

いま思いつくままに、科学と宗教とを比べてみると、科学は物を如実に見る工夫をするのと、宗教は人はかくあらねばならぬと意志的に努力するという事が違う点ではあるまいか。ここに物事をいやでも肯定しなければならぬという考えが起こって来るのではないかと思う。

苦痛は苦しい。努力は骨が折れる。これは花は紅、柳は緑というのと同様で、あるがままの如実である。しかるに苦痛や努力は人生の当然であるから、これを肯定して、これを苦しいと思わず、満足としなければならぬという時に、柳は紅に、花は緑に感じなければならぬという様に、そこに私のいわゆる思想の矛盾が起こって、事実唯真という事がなくなり、強迫観念の発生条件ができるのであります。

なお、ここの治療の実際について、この肯定という言葉を応用して見れば、例えば飯炊きをする。自分は頭が悪い、不器用で人のように上手にできないと思う。自分で誠にその通りに信ずるならば、その通りにこれを肯定してかかる。

もしそうかも知れぬと自分を疑うならば、まず仮にその通りと肯定して、これを仮定として置く事にする。もし我々が仮にでも誠にでも、その心になりきった時には、自分の心の働きは、ただ炊く事の工夫一途になって来る。すなわち米の水加減や燃料の材料の整理・選択などに適切に気がつくようになり、三日も経たぬうちに「日に新たに、また日々に新たなり」という風に、上達してしまうのである。

これに反して、自分の頭の悪いのを悔しい、残念と思いこれを否定し、もしくは気を紛らせて、そう思わないようにし空元気をつけようとするから、いたずらに自分の手付きの不調法や火の燃えつかぬ事ばかりが気になり、独りでますますじれったくなるばかりである。実は焚物の濡れているのも乾いているのも、見当がつかなくなるようなものである。

ここでも心の自然のあるがままでなく、肯定の語を一つ誤って用いると思想の矛盾になる。かえって間違いやすい語は、なるたけ用いない方がよいのであります。ここの患者が早くよくなるのと、ならないとの相違は、ほんのちょっとしたところにあるのであります。

苦痛という意識が消滅すればすなわち心頭滅却である

なお肉体的苦痛の事について、ちょっと自分の経験を申してみます。私があるとき、横浜で支那料理を食べて、まもなく胃痙攣を起こし、非常に苦しんだ。ようやくに電車に乗って、ただ腹を押さえて、こごんだまま、ジッと耐えて、どうする事もできない。「先生、東京駅ですよ」と同伴の瀬下君に声をかけられた時は、ハッと気がついてみれば、横浜から東京までの時間は、実に瞬間であった。まもなく痛みも落着いて治りました。

また妻も私も前年、肺炎をやりましたが、これは確かに苦しいものです。しかし治った後には、まもなく忘れて、その苦痛を充分に追想する事ができないほどに忘れている。

さて苦痛という事は、意識である。無意識のところに苦痛はない。癲癇の痙攣などは、側から見ては、随分苦しそうであるけれども、本人は意識がないから苦痛とはいわない。それでわずかの時間の軽い苦痛でも、これが絶えず身にさいいなまるれば、したがってその苦痛は大きい訳である。

これに反して、赤ん坊のように痛む時のみ泣き、過ぎ去れば直ちに忘れてしまえば、その苦痛は取るにも足らぬものである。すなわち私の胃痙攣でも肺炎でも、その苦痛が瞬間になり、あるいはその場限りで直ちに忘れてしまうという風であれば、詮じつめればこれが心頭滅却という事になり、苦痛という意識が消滅してしまうという風になるのであります。

心頭滅却とはなんの工夫も手だても全く尽きて、苦痛そのものになりきる事である。感受性が強いとか、肉体的とか精神的とかの区別はないのである。

ここの治療法の主眼も、このなりきるという事が、最も大切なる条件になっている。初めの絶対臥褥療法も、終日戸外に出ているという事も、患者が従来迷ってきたすべての治療的という手だてを患者から奪ってしまって、患者自身で、どうする事もできない様にしむけてある訳であります。

つまり患者も、自身で姑息なやりくりをやめて、ここの療法にまかせきって、絶体絶命になった場合に、随分早く短時日で治るものであります。

正岡子規が泣き叫びながら原稿を書いた。子規は七年も寝返りも思うようにできないで、寝たきりになっていた。たしか脊椎カリエスで痛んだ事もあったとか。その間にも絶えず書く事はやめなかった。その心境は誠に有難いものである。

私がいま自分の事について考えてみるに、私がもし子規のような場合であったら、泣きもしよう。また人のいるところでは耐えもしよう。私が一昨年肺炎をやったとき、私は酒は飲むし、身体は弱いから、今度は助からないかと思った。しかし決して死んではならぬと頑張った。

なお広瀬君から肺炎の診断のついた時に、もし危篤になった時には、どんな気持になるかわからぬから、今のうちにと思って、もし死んだら大学へ送って解剖をするように頼んだ。この時は自分も泣き出したいように空恐ろしい。しかし平然を装って、ニコニコしながら広瀬君に話している。

私の死んだ子供は、私のこの言葉を聞いて、身体に悪寒がしたとの事である。すなわち私は卑怯というか虚偽というか、泣きたいのを笑ったりして、心の表裏のあるものと、自分自身をそのままに肯定しているのであります。

ただ私は私の心の事実を認めるのみです。解剖の事もただ必要の事をいうのみです。このような事は、縁起恐怖患者の四の字をいうのも恐ろしいというのとは、大分相違のあるところであります。

人間の死の時は、卒中のように無意識で死ぬのもあれば、衰弱しきって、火の消えるように死ぬのもある。一般にまだ生の力の強盛であるものは、多くは死のアゴニーといって、非常に苦悶するものである。

さて私の死ぬ場合は、どの死に方をするのか、その時と事情とになってみなければわからない。私には宗教家や英雄豪傑のいうような死の心掛けや準備というものは少しもない。すなわち私は恥さらしのように死ぬか、あるいは大往生か。私はその時に当たっていずれをも肯定するのであります。これが私の理想を捨てた理想であります。

強迫観念に苦しみながら、かえって上等の創作ができた

倉田氏　ある対人恐怖の人があったが、他の反対者があるような場合には、かえって頑固な

くらいに自分の意見を主張するような事もある。私も赤面恐怖の傾向で、人中で話する時は、常に赤面している。また考えればかえって赤面しない人が、どうかしているのであって、赤面するような人は、むしろ正直な人である。

現在入院中の人は、全治者の話やその証言を聞くのは、非常にためになる事である。しかるにまだ治らない人の身になっては、自分はそれどころではない、治ったというのも嘘であろうくらいに疑うものである。

私も前にはその通りであって、それが治ったのであるから、皆様も同様に治るはずである。私がまだ強迫観念の盛んであった頃に、私は自発的に感想が起こらず創作力がなくて、書くのは心にやましいから書かないといったところが、森田先生から、できてもできなくてもよいから、なんでも書きさえすればよいといわれて書いたのです。今度『冬うぐひす』というのをいま見るとその時に書いたのがかえってよくできている。

出版するが、非常にそれが自分に気に入ったのであります。

強迫観念者は、自分でよくできぬできぬといっていながら、他と比べれば非常に細かに心が働いている。すなわち強迫観念それ自身のために、人一倍苦心していながら、まだその上によくできるから大したものである。

私の強迫観念の内に、本を読めば、その内の文字が回転するように、踊るように見えて苦しいというのがあった。今その時の事を考えてみると、その時は読む速度も、頭へ記銘も立派なものであった。しかし、その時はそうとは知らないでただそれを苦しんだ。

我々が読書する時には、この強迫観念がなくなれば、またその心の隙間へ他の雑念が入ってきて抵抗するようになる。この抵抗のあるほど、我々の心は盛んに働いているのである。

私はまた観照恐怖というのがあって、庭を眺めても物を観照する事が少しもできないと思って、非常に苦しんだが、その時は実は普通以上に物を細かく詳しく観察していながら、まだそれが物足らぬ物足らぬと思って苦しんだのである。すなわち普通の場合よりも精神は盛んに活動している訳であります。

我々が物を見るに、心と身体と両方がある。さきほど『出家と其弟子』のお話が出ましたが、あれを書いた時は、私はまだ宗教の事もよく知らず、親鸞も知らずに書いた。ただ頭の想像で書いた。その後こんな感情的のものはいけないと思い、理論方面に入り、親鸞を捨てた。そして意志の力で、かくあるべしという方に向い、これがためについに強迫観念となり、これを超越する事によって、初めて親鸞がしっくりしてきた。

またこれにより世の中の事実を見ること、真と嘘という事を知る事ができるようになり、人生の真実を知ること、すなわち安心立命の悟りが自分の一生の仕事となるようになった。

我々は生きていること、そのことが喜びであって、安心立命には思想というものは無力であると思う。人生の事実をそのままに受け入れるという事が宗教である。生命の肯定は内容によってではない。生きている事により、それでよいのである。

自分の強迫観念は、かくなるべき素質からであり、これになった事により、人生をよく知り、生命を肯定するようになった。強迫観念は宗教と同一性のものではなかろうか、これを解く事によって悟りに至るのである。

高良博士　赤面恐怖の患者が電車の中で赤くなってこれを人が見るだろうと心配する。そのとき、服のボタンをはずしてバタバタやるとか、帽子で扇ぐとか、他人から見て暑いから赤いのだと思われるようにする。

また酒を一杯飲んで、酒に酔っているから赤いという風に見せかけて、電車に乗るとかいう風に、赤面恐怖もなかなか細かいところまで苦心をするものです。

本を読むとき、文字が回転するように見える

森田先生　倉田さんは本を読むとき、文字が回転するという事がありましたが、最近に一人そんな患者がありました。障子を見てもその桟が曲がったような凹凸のような風に見え、本を読むにも字が動くような踊るような風で苦しくてしかたがない。

眼科医には三人もかかったけれども乱視ではない、神経衰弱といわれたとの事である。その容体の結果は倉田さんと同様であるが、倉田さんの方は強迫観念から起こって、その回転の理由を自覚している。しかるにこちらの患者は、いわゆる神経衰弱で、本人がそのよってくる訳を知らないという相違がある。

倉田さんの方は、初め物を見る時に、ある一つのものを見るに、これと並んだもの、あるいは斜めに、あるいは一つおき二つおきという風に、対にして二つずつ同時に見るという意識が、自分の心に邪魔になり、これをそうしないようにしようとする反抗の心は、ますます物を対々に見るようになり、あせればあせるほど、しまいには物が回転するようになるという風であります。

これは結局は鼻の先が見えて邪魔になる、見まいとすればますます見えるようになると同様である。ある患者は町を歩く時に、ある一ヵ所を見れば、必ずそのそばの他の物が見える。これが邪魔になり、物を正確に見る事のできぬような気持がし、また物を見損なって、自動車に衝突しはしないかという風に心配になる。これは自分の眼が悪いかも知れないと思い、ついにある眼科医で斜視の手術を受けた事がある。この人は有名な某医学博士の子息で農学士でありました。

この障害は、実は決して眼の異常ではない。我々はある一点を注視する時に、その周囲の視野中のものが、朧気（おぼろげ）に見えるものであって、鼻の先が見えて邪魔になると同様である。常人はこれを当然の事として少しも意としないから、「心ここに非ざれば視れども視えず」であるが、気にすればするほど、ますます邪魔になり苦しくなるものである。

ただ倉田さんのと少し違うところは、強迫観念から出発しないから、その起こった理由を充分に自分で理解しないというまでの事である。

なおこの患者はその原因について、少しく、さかのぼって調べて見ると、顕微鏡を見るのに、我々が普通片目をつぶらずに、両眼を開いたままで見るように慣れていると便利である。そのために時どき顕微鏡の中ばかりでなく、一方の眼の方のものが見えて邪魔になる。

これをじれったく思ううちに、現在の病状が発展してきたのである。決して乱視でも斜視でもない、単なる精神的の執着であるのである。たったこれだけの理由が、従来の医学でわからなかったのである。

最近に来た患者もこれらと同様の理由で、何かの機会から、自分の眼の事を気にするようになり、しだいにこれが増悪してしまいには新聞を読む事さえもできないようになったのである。

（「神経質」第二巻　第六号、一九三一年六月）

五――外来式森田療法の治療

外来の問題点

森田療法はその根本理念さえふまえていれば、外来でも施行できる。森田の直弟子竹山恒寿（たけやまつねひさ）も、「森田療法と言えば、直ちに入院療法を思い浮かべるのは大きな誤りである。さまざまの手段により、例えば外来療法、通信治療法などによっても、森田神経質者の生活を指導し、十分な効果が期待できる」

と述べている。ただ、入院とは異なって、外来で行う場合にはいろいろな問題点が生ずることも事実である。

(1)入院療法では治療環境が整っているので、患者に不問療法的に接することが可能である。外来でそれをやると、脱落例が多くなるので、諸種の心理テストを施行し、森田神経質であることを科学的に説明することが大切である。

(2)森田療法に関する啓発書が多く出版されているので、それらの中から、その患者に適切な本を選び、あらかじめ熟読させ、症状が発現し、固着している状況を自覚させることが大切である。

本ではケースが掲載されているものがよい。同じような症状を持つケースが、治療によって改善していく模様がわかると、患者も安心する。

(3)症状は強い完全欲、生存欲の反映であることを十分に説明し、自分自身の心身の変化に向けられている精神的エネルギーを勉強や仕事など、外へと方向転換をすることが大切であること、それには観念的に頭で解決するのではなく、行動を通して身体で解決すべきであると指導する。

(4)不安は、誰にでも存在することを説明し、不安を非建設に浪費するのではなく、実生活に生かすべきだと指導する。不安から逃げず、また戦わず、不安は「あるがまま」に受け入れ、目的本位の生活をすることを説く。

(5)時間は多少かかることがあっても、言われた通りにすれば必ず治ることを確約する。しかし、言われた通りにしなければ、治らないことを納得させる。

(6)病気というよりも悪い生活習慣が身についているので、それを治すのは本人自身であることを折にふれて説得する。

(7)症状についてぐちったり、こぼしたりしても症状は消えない。それどころか言えば言うほど悲しくなることが多い。家族や友人たちに病気の話をしたり、ぐちることを中止させる。

外来で森田療法を施行する場合は、日記指導が効果的である。一週間に二、三回通わせてもよい。せめて一週間に一回は通院させたほうがよい。二週間に一回とか、一ヵ月に一回だと、治りは悪い。

家族が付き添ってくる場合には、家族にも協力を求める。家庭で家族は患者の言いなりになっている場合が多いので、家族は治療者であることを十分に言ってきかせる。起床時間、就床時間はもとより、午前中、午後のスケジュール表を作成させ、治療者に代わって家庭で患者を指導する立場を与える。

できるだけ暇な時間帯を作らず、目的本位に行動させるのである。

患者によっては、不安症状や対人恐怖などの症状が強いために、家族同伴でないと外来通院ができない人もいる。治療が進んだ段階で、家族を先に帰し、患者を一人で帰宅させる方法をとってもよい。患者は恐怖感にかられるが、森田のいう恐怖突入の状況に追い込むのである。これは意外に効果をあげることが多い。体験的理解である。一度こういう方法をとっただけで、治癒（ちゆ）する例もある。

以上のような方法をとっても、脱落しかける患者がいる。そのような場合は、ジアゼパムを中心とした精神安定剤を併用し、患者の不安を軽減させる場合もある。しかし、この時も病気を治すのは薬ではなく、薬はあくまでも補助的なものであることを患者にも家族にも折にふれて説明することが大切である。

患者の中には、外来に通院する一方で、多くの医師をドクター・ショッピングしているケースがある。一つの病気で方々の医師にかかることは、規則でも止められている。そのため、病院を整理することも大切である。

患者は症状のために、精神科以外の診療科を受診して、薬を多用していることがある。本当に身体病であるならともかく、内科で精神安定剤を投与され、その一方で漢方を買って飲むというケースも多い。

そのような状態では、いくら森田療法を施行しても効果は上がらない。不要な薬や治療は一切中止させ、治療者は治療に関して全責任を持つべきであるし、それを患者と家族に徹底させる必要がある。

患者は得てして、優しく接してくれる医師を好むものである。優しくても、治らなければよい医師とはいえない。

外来式森田療法でもう一つ大切なことは、患者の自助組織である「生活の発見会」（東京都文京区大塚四ノ四十一ノ十二　第二マルナカビル３Ｆ）を利用することである。この組織は全国的な広がりを見せ、毎月「生活の発見」誌を発行している。

この活動は、森田理論に基づき、集団学習を通して患者の社会復帰を推進している。各地区には森田療法の専門医がおり、医師と連絡を密にしながら、診断の確定や神経症と類似の疾患（躁うつ病、初期の統合失調症など）の治療は専門医にお願いし、純粋の森田神経質の治療には生活の発見会が協力するという形をとっている。その点では、利用価値の高い組織体である。

外来式森田療法の中に、集団精神療法を導入することも考えてよい。私はかつて、外来の森田神経質を数人ずつグループ分けをして、定期的に集団精神療法を行った成績を報告したことがある。

これは森田の時代にはなかったことであるし、機会をみて詳しく説明するつもりである。

症例一——赤面恐怖

それでは最後に、症例をあげながら、外来式森田療法の要点を説明してみよう。

二十歳男子、赤面恐怖。

人前に出ると、赤面し、口ごもり、逃げ出したくなる。

この種の症例には、以下のようなアプローチをする。

(1)人前で赤面するのは純情な証拠で、誰にも起こる現象である。

(2)赤面をして悪いことは何ひとつない。相手は微笑(ほほえ)ましく思いこそすれ、不快に思うことは絶対にない。

(3)相手はあなたの心の中まではわからない。相手はあなたの行動を通して、あなたの心の中を知ろうとする。逃げれば、嫌って避けているように思うだけだ。

(4)赤面をしながら、口ごもりながら、逃げずに、やるべきことを目的本位にやろう。

(5)悪いくせがついているのだから、よい習慣を身につけるように頑張ろう。悪いくせを治すのは自分自身だ。

症例二——不安神経症

三十歳主婦、不安神経症。

心臓がドキドキして不安で仕方がない、心電図は正常。倒れはしまいか、死にはしまいかと考えると、外にも出られない。

この種の症例に対しては、以下のようなアプローチを行う。

(1)心臓がドキドキしているのは、誰しも同じことである。心臓が停止して騒ぐのならともかく、動悸(どうき)がして騒ぐのはおかしい。

(2)不安だからドキドキし、ドキドキするから不安になる、といった悪循環を繰り返しているのだ。

(3)不安なままに、ドキドキしながら、やるべきことをやろう。一度倒れてみることだ。

(4)人間、誰しも不安を持っている。「不安常住」という。普通の人は不安を実生活に生かしている。あなたは、非建設なことばかりに使っている。

症例三——不眠

四十歳男子、会社員。不眠。

寝つきが悪い。熟眠感がなく、爽快な気分で目がさめない。専門医からはうつ病ではなく、神経症だといわれている。

この種の症例に対しては、以下のようなアプローチを行う。

(1)不眠で損をするだろうか。人間は人生の三分の一を睡眠に使っている。もしも眠らなくてすむのなら、人生はそれだけ長くなったも同じことだ。

(2)人間が人間らしいことをするのは、覚醒(かくせい)している時だ。眠っている時は、心理学的には死んでいると同じである。あなたは、死にたくなくてジタバタしているのではないのか。

(3)ナポレオンは三時間しか眠らなかったそうだ。睡眠時間は、人によって異なる。中年になれば、眠ろうと眠るまいと、五、六時間横になっているだけで、次の日に働くだけのエネルギーは十分に貯えられる。

(4)眠りは与えられただけとるという気持ちでいよう。悪夢を嫌う人は、「夢の中の有無は有無ともに無なり」「夢は楽しむもの」という気持ちでいよう。

六――驚くべき高率の治癒(ちゆ)率

アイゼンクの批判

ロンドンの有名な心理学者アイゼンク教授（Eysenck, H.J.）は、『心理療法の効果』という著書の中で、

「神経症に対する心理療法の治癒(ちゆ)率はだいたい三〇パーセントである。これは自然に放置しておいて治る自然治癒率三〇パーセントと同率である。精神分析医は自ら行なった治療の効果を明示すべきだ」

と述べている。

これは大変な批判である。アイゼンクによれば、新しい薬ができれば、それが使用の許可を与えられるまでに、いろいろな治験をする。その薬がどれだけの量で、どのような病気に効くのか、あるいは副作用にどのような症状が出るのか、よく検討し、はじめてその薬の使用が認められる。

それなのに、精神療法をすれば、どのような症状にどれだけ効くのか、副作用は何なのか、さっぱり明らかにされていないと皮肉っているのである。これは、しごく当然な批判である。

しかし、森田療法はこれまでに、いろいろな尺度を用いて、その効用を実証し続けてきた。これらは、今後ネオ・モリタセラピーの中で、十分取り上げるつもりであるが、ここでは、森田学派の人たちがこれまでに行ってきた予後調査成績の一部を紹介しておこう。

調査時期や調査対象はまちまちであるが、驚くべき高率の治癒率をあげていることがわかると思う（原典の森田および竹山の報告には、誤植が散見されるので、訂正してある）。ちなみに、精神分析などには、このような調査はほとんどみられない。

この中で、竹山や与良健（よらけん）の予後調査は外来式森田療法を受けた患者である。竹山や与良の調査は、私自身も積極的にお手伝いしたが、予想外の治癒率であった。

森田療法家は、これらの実績をふまえて、「神経症患者は治すことができる」と自信を持って断言する人が多い。

しかし他の学派からは、これらの成績についてクレームのないこともない。その主なものは、森田療法家の治癒判定基準が甘いというのである。

森田学派では神経症的な葛藤のために、日常生活に支障をきたしたものを病態と見なす。神経症的な葛藤を内に秘めながらも、日常生活はきちんとやっているものを軽症という。日常生活も普通にでき、神経症的葛藤もまったくなくなったものが、全治である。

他の学派の人たちは、心身ともに健康になったものだけを取り上げて治癒というべきだというのである。それは、考え方の相違である。

森田の報告――治療効果（神経質301例）――

	数	全治	軽快	未治
強迫観念症	147	80(54.4%)	55(37.4%)	12(8.2%)
普通神経質	125	75(60.0)	40(32.0)	10(8.0)
発作性神経症	29	18(62.1)	11(37.9)	—
総　　計	301	173(57.4)	106(35.2)	22(7.3)

入院日数		10日	20日	30日	40日	2ヵ月	3ヵ月	4ヵ月	1年（以内）
全治	163	3	15	33	60	41	5	5	1
		68.1%							
軽快	116	7	15	21	30	28	11	2	2
		62.9%							
未治	20	—	7	5	4	3	1	—	—

竹山の報告――治療効果（神経質541例）――

（大原ほかによる）

	数	全治	軽快	未治
強迫観念症	286	170(59%)	100(35%)	16(6%)
（平均入院日数）		44	40	21
普通神経質	210	115(55)	79(37)	16(8)
		43	38	22
発作性神経症	45	31(69)	13(29)	1(2)
		34	34	27
総　　計	541	316(58.4)	192(35.5)	33(6.1)

報告者（主な治療者）	治療の行われた期間(年)	例数	治療効果（%）		備考
			全治	軽快	
宇佐 玄雄	1919 ～ 1926	126	86.7	13.3	
			100		
御厨 厳（下田光造）	1926 ～ 1937	113	70.8	7.1	治療者は主として下田光造
			77.9		
横山 鉄雄	（1930）	73	60.3		
宇佐 玄雄	1937	1,317	41.3	38.1	
			79.4		
高良 武久	1929 ～ 1937	541	58.4	35.5	
			93.9		
佐藤 政治	1938	29	51.7	31.0	
			82.7		
安田 正信（高良武久）	1949 ～ 1952	212	49.1	45.3	治療者は主として高良武久
			94.4		
与良 健（慈恵医大）	1949 ～ 1953	406	63.3	16.2	4～5年後の予後調査
			79.5		
松永 昇（野村章恒）	1955 ～ 1959	71	40.8	35.2	治療者は主として野村章恒
			76.0		
鈴木 知準	1951 ～ 1960	263	71.0	19.8	
			90.8		

注：判定基準が同一でないので、小さな数値の差には大した意味はない
（新福による）

医師も患者も、軽症は軽症、全治は全治と同じように判断していれば、それでよいではないかと思う。

もしそれに納得がいかなければ、自分の行っている精神療法の効果を森田学派と同じような診断基準で予後調査し、それと比較してみればよいだけの話である。そうすればきっと、森田療法がより効果的であると認めざるを得なくなるであろう。

森田の完全な治癒像

森田は晩年、治癒像について次のように述べている。

気分の悪いままこらえて働く、これができだしたら修養の程度でいえば小学卒業というところである。ともかくそれが実行できだしたら神経質の症状は治る。しかし、注意すべきことは、『我慢してやっていればそのうち治る』という理屈があったときは、それが人為的の作為になり、楽になろうとする予期があるために、病気は治らなくなる。

次に『気分のわるい時はいやなものである。また気分のよい時はほがらかなものである』という事実をそのままに認めることは、諸行無常という事実をみとめると同様であって、この程度が中学卒業に相当する。かように『事実唯真』の動かすべからざることを知れば、今さらいやなものをほがらかにしたり、無常を恒定のものに見かえたり、相対を絶対にしたりする、不可能な精神葛藤がなくなるから、ただそれだけで非常に安楽である。

次にいやとか、ほがらかとか、よしあしとか苦楽とかいう言葉の符牒は、そもそもどれだけの正確さのあるものか。百人一首で同じ月を見ても、悲しかったり、恋しかったり、面白かったりするではないか。

昔黒川君の手紙に『憂きことのなほこの上につもれかし、限りある身の心ためさん』の歌をよこしたときに、私はでたらめに『憂しとは何をいふらむ、花は咲き雷ははため木枯狂ふ』ということを返事したことがある。桜をみては、はや散りはてる悲しさがあり、雷は心が引き立ち、木枯は気がひきしまる。はたして何を苦楽というべきであろうかという意味である。はらはらしたり、手がふるえたり、これを苦しい悲しいと名づけるのは、けっしてその当を得たものではない。

このよしあしとか苦楽とかいうことは、事実と言葉との間に非常な相違がある。この苦楽の評価の拘泥を超越して、ただ現実におけるわれわれの『生命の躍動』そのものになり切って行くことができれば、それが大学卒業程度のものであろうか。『善悪不離、苦楽共存』とかいうのもこの事である。

森田がいう完全な治癒像は、ただ単に症状にとらわれず、日常生活が可能になった状態よりも、さらに進んだ建設的な人間像をさしたものである。

しかし、短時日の森田療法の成果として、ここまで求めるのは無理なことかもしれない。

「くさみ」のある人間像

なお、ひと頃、森田療法で治癒した患者は一種独特の「くさみ」があると、学会で他の学派の学者たちから指摘されたことがある。患者とは言わず、精神療法家は何も森田療法に限らず、精神分析でも内観でも、その他の精神療法でも、有名な治療者であればあるほど、「くさみ」のあるものである。

この「くさみ」はある面から眺めると、素晴らしい指導者にもなるし、カリスマ性を備える一つの因子にもなっている。

要は、これらの特徴が患者の治療上有効に働けばよいのである。

ところが、森田療法でよくなった元患者の中には森田の精神に傾倒して指導者的立場に立っている人もいる。

彼らは、医師でもなければ心理学者でもない。彼らのよりどころは、森田の文献から、森田がどのような指導をしていたかを学ぶことである。

それはそれで結構なことではあるが、これまで本書で述べてきたように、森田は臨機応変にいろいろな表現で患者を指導しているし、終生森田療法や理論に改善に改善を重ねた経緯があるので、それを熟知していないと、「森田は神経質をこう分類した」とか「催眠療法や睡眠薬も併用していた」といっても、いかにも的（まと）はずれな主張になる。

神経質症状は治療によってよくなったといっても、その本質の性格特徴は変わっていないので、彼らは一つのことにこだわり出すと、他のことが目にはいらなくなる。

主張すればするほど「くさみ」が表面化してくることも否めない。しかも、禅の言葉やその他森田がよく使用していた諺（ことわざ）や格言などをふんだんに引用するので、他の学派の人たちから見ると、異様に映るかもしれない。

「神経質」を実生活にいかす方向性

すでに述べたが、私は森田神経質が発生するに当たり、重要な因子となる神経質傾向は、多かれ少なかれ、誰しも持っているので、状況次第では森田神経質は誰にでも起こりうるものだと思っている。

恩師高良武久名誉教授と、このことについて意見の交換をしたことがある。高良も私の意見にまったく同感だと語っていた。

ところが、ここで考えておかねばならないことは、神経質傾向が、生来的に強く形成されている人と、軽度に形成されている森田神経質者が存在することも事実である。

理論的にいうと、この両者の間にもいくつかの分類が可能であろう。

森田療法によって森田神経質が治ったといっても、治り方はさまざまである。軽度に神経質傾向が形成されていた人は、森田療法によってすぐよくなるであろう。

中には、啓発書を読んだだけでよくなる人もいるだろうし、絶対臥褥療法をしただけで症状のとれる人もいる。通院回数が少なくても、よくなる人もこの中にはいるだろう。

このような人たちは、風邪を引いたり、下痢をしたりしていた患者が少し治療をしただけでよくなったと同じ感覚を持っている。

森田神経質がよくなったからといって、「森田神経質は出世型の性格だ」とか「神経質万歳」などといって、病気であったことを誇示するようなことはない。

したがって症状から解放されると、ことさらに担当医といつまでも人間関係を結び続けることもないし、自助組織といつまでも関係を持つこともない。

神経質傾向が生来的に強く形成されている人は、森田療法でもなかなか治らない。ようやく精神的エネルギーを外界へと方向転換することに成功しても、本質的に性格は変わっていないのだから、何かにつけてこだわりは抜けない。

自尊心を維持するために、本来なら劣等感を抱くはずの神経症体験をことさらに誇示し、後輩たちの指導に生きがいを見出すことにもなる。

これは、断酒会などでも同じことだが、病気が治ったからといって素直に喜ぶ心理は、私にもよくわかる。

しかし、病気が治ったからといって自慢する心理が私にはよくわからない。そのような人はおそらく、まだ完全によくなっているとはいえないのではないかと思う。

しかし、このような人たちが中心になって、森田療法推進の一翼を担(にな)っていることは事実である。神経質を、まさに実生活に生かしているのである。

このような人たちを森田学派以外の精神療法家が眺めると、「くさみ」のある人間像として映るであろう。たぶん「くさみ」のある治癒像は、森田療法ならではのことではないかと思う。

他の精神療法では、この種の人たちはきっと脱落していくであろう。

「くさみ」という言葉は、好意的な言葉ではない。しかし、「くさみ」が社会においてよい面に発揮されれば、ほめられてよいことだと思う。

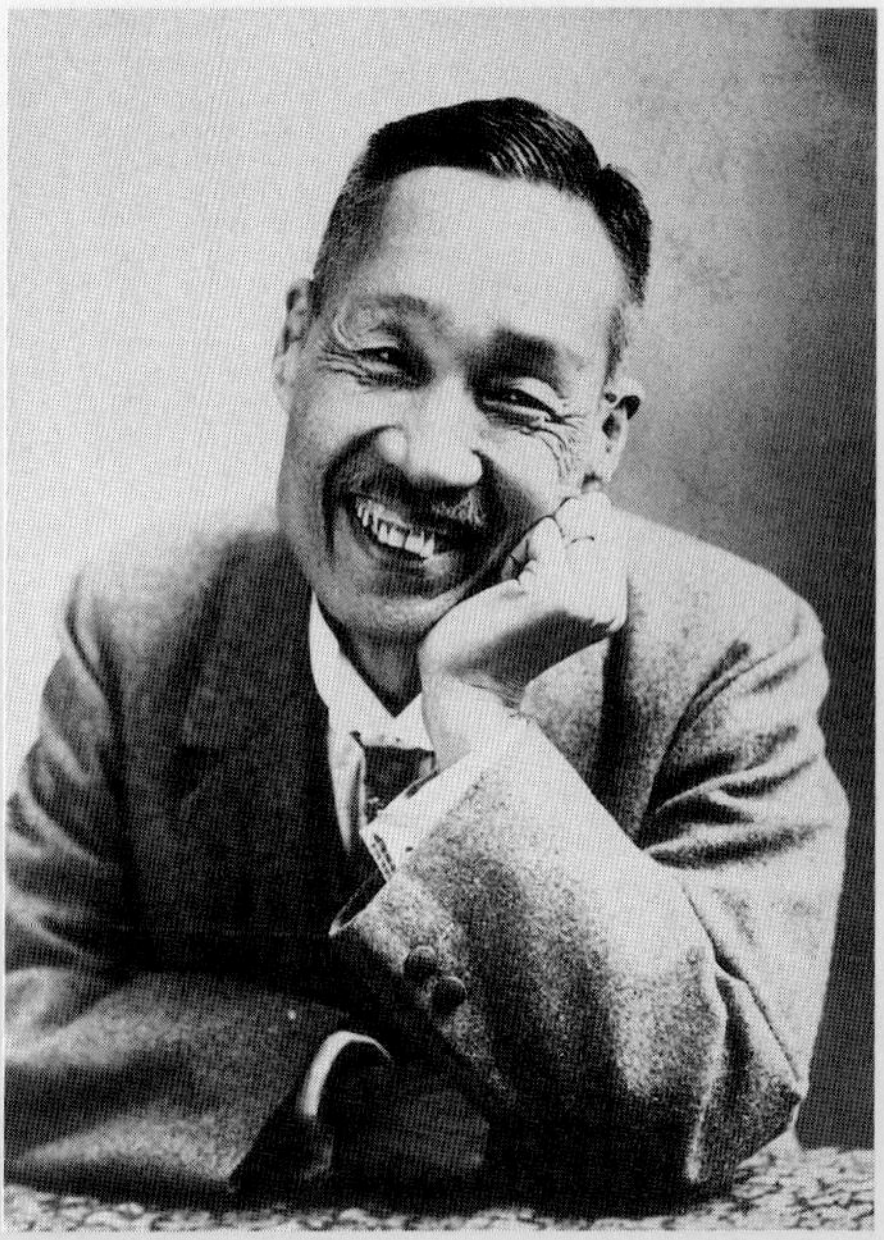

森田正馬（1931 年 6 月）

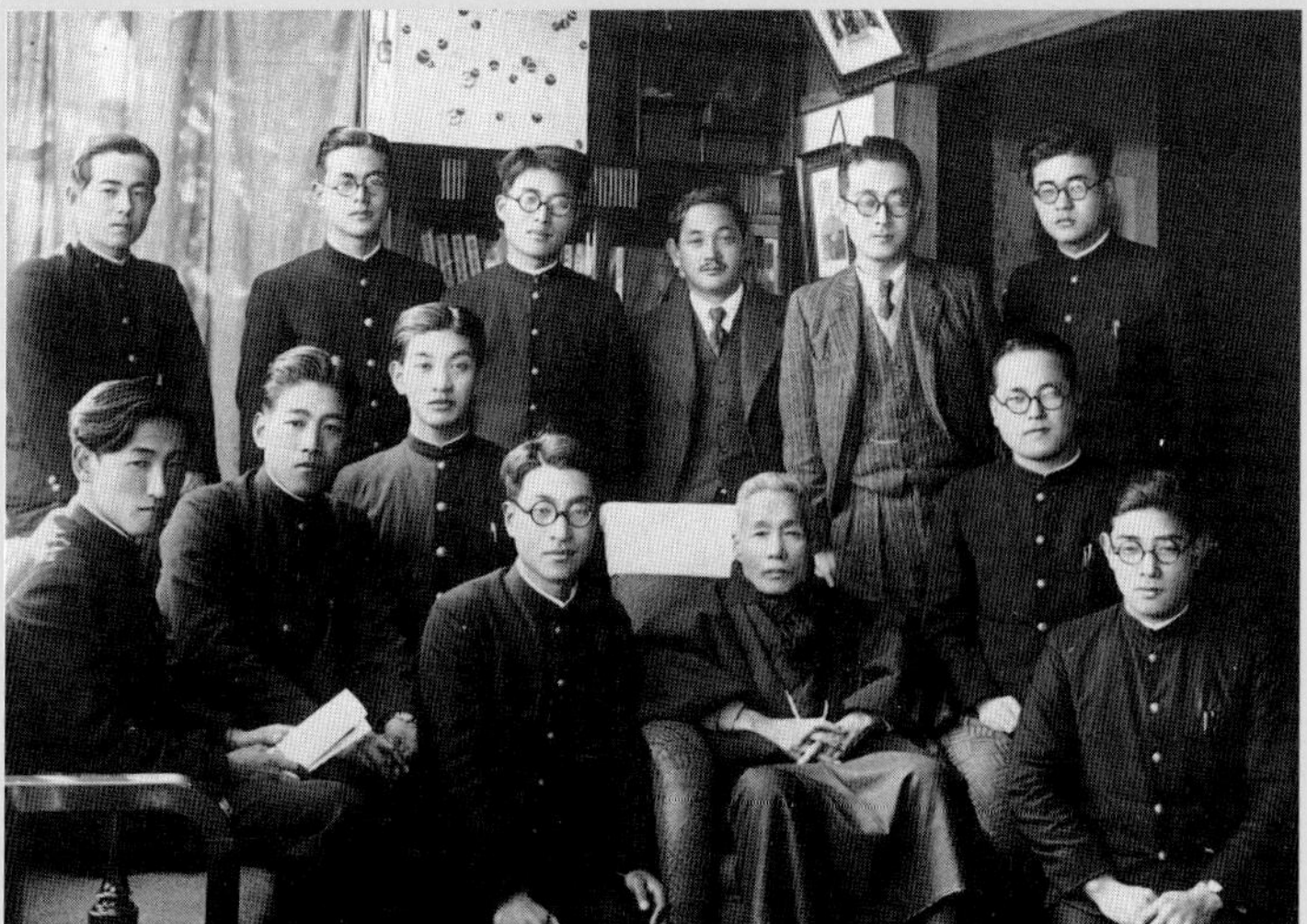

森田医局及び見学生（1937 年 12 月）

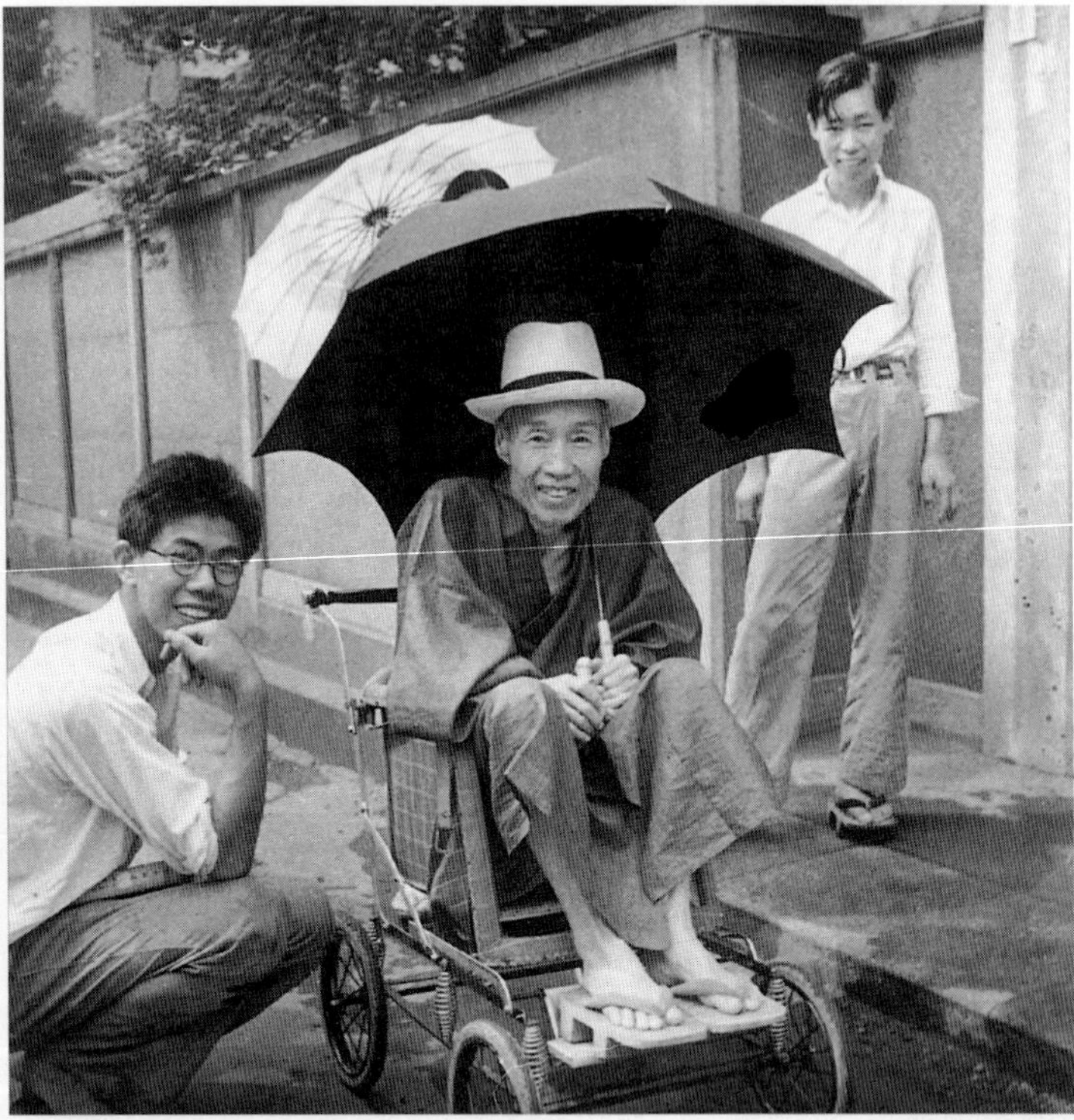

患者に乳母車を押させる森田正馬（1937 年 6 月 26 日）
森田は病身のため、晩年、乳母車で外出した。自動車よりも便利で、どこにでも入っていける利点があった。患者に「恥ずかしいか」と尋ね、「平気だ」と答えると、「そんなことはないはずだ。素直になれ」と諭した。「恥ずかしくても、気分はあるがままに、やるべきことをやれ」という意味である。森田はどのような状況でも、精神療法を行った。

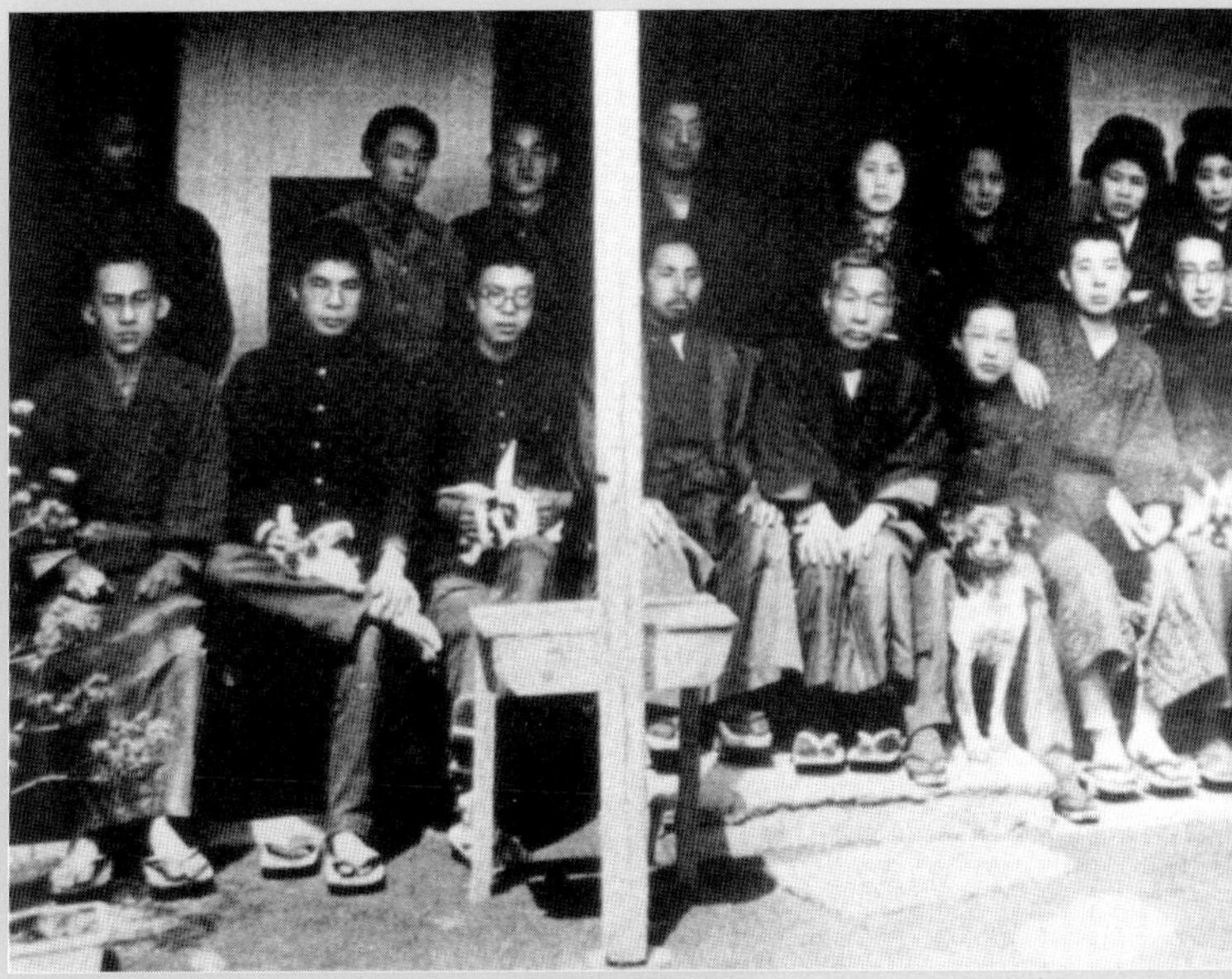

患者であった倉田百三（劇作家。前列左から４人目）を囲んで。
左から５人目が森田正馬。６人目森田正一郎，７人目鈴木知準。

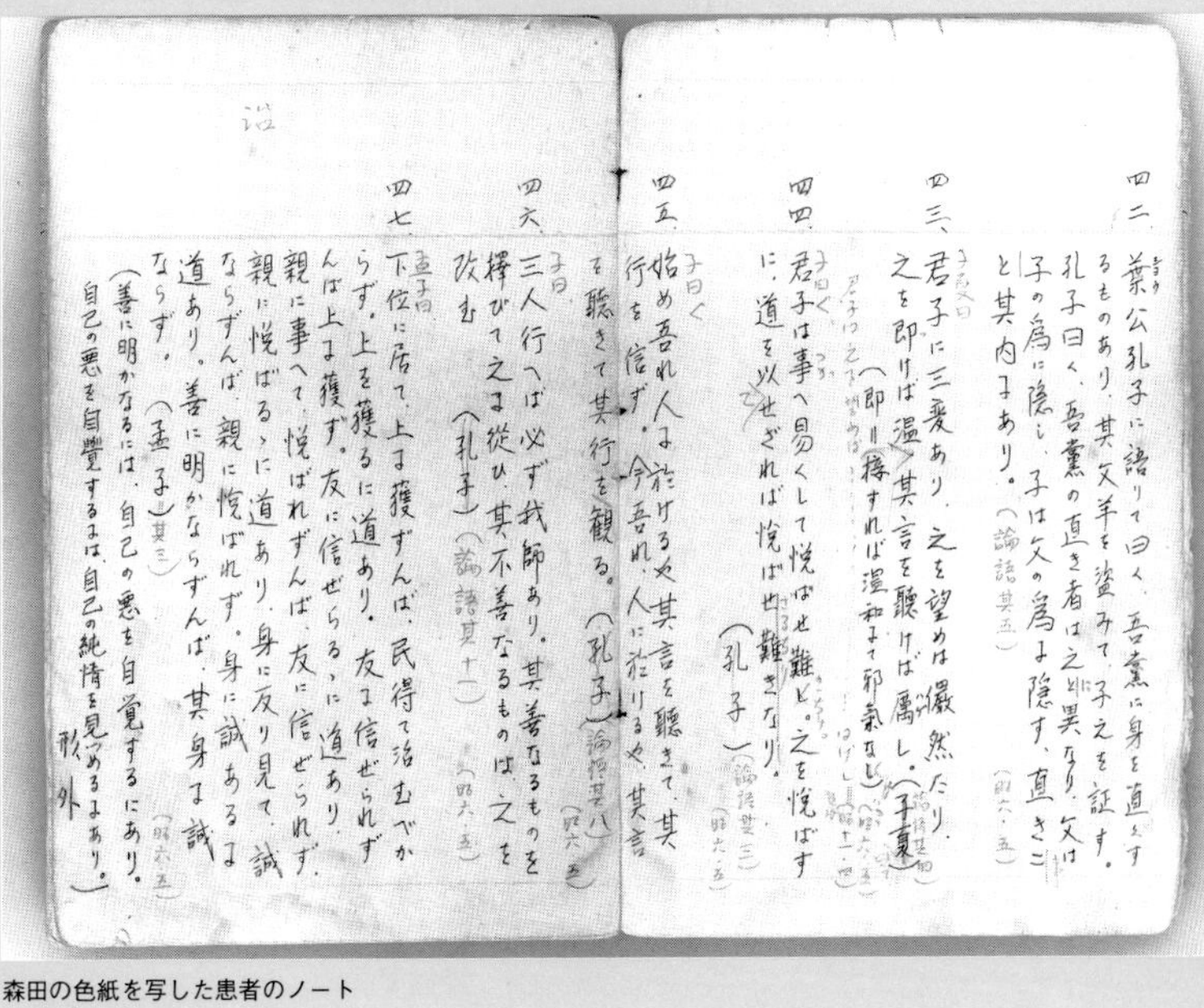

四二、葉公孔子に語りて曰く、吾黨に身を直くするものあり、其父羊を盗みて、子之を証す。孔子曰く、吾黨の直き者は之に異なり。父は子の爲に隠し、子は父の爲に隠す。直きこと其内にあり。（論語其五）（昭六・五）

四三、子夏曰 君子に三変あり。之を望めば儼然たり。之を即けば温、其言を聴けば厲し。（子夏）（論語其四）（即＝接すれば温和にて卑気なし）（昭六・五）

四四、子曰く 君子は事へ易くして悦ばせ難し。之を悦ばすに、道を以てせざれば悦ばざるなり。（孔子）（論語其三）（昭六・五）

四五、子曰く 始め吾れ人に於けるや其言を聴きて其行を信ず。今吾れ人に於けるや、其言を聴きて其行を観る。（孔子）（論語其八）（昭六・五）

四六、子曰 三人行へば必ず我師あり。其善なるものを擇びて之に従ひ、其不善なるものは之を改む。（孔子）（論語其十一）（昭六・五）

四七、孟子曰 下位に居て上に獲ずんば、民得て治むべからず。上に獲るに道あり。友に信ぜられずんば上に獲ず。友に信ぜらるゝに道あり。親に事へて悦ばれずんば、友に信ぜられず。親に悦ばるゝに道あり。身に反り見て誠ならずんば、親に悦ばれず。身に誠あるに道あり。善に明かならずんば、其身に誠ならず。（孟子）其三（昭六・五）
（善に明かなるには、自己の悪を自覺するにあり。自己の悪を自覚するには、自己の純情を見つめるにあり。）形外

森田の色紙を写した患者のノート

森田正馬（1935 年 6 月）

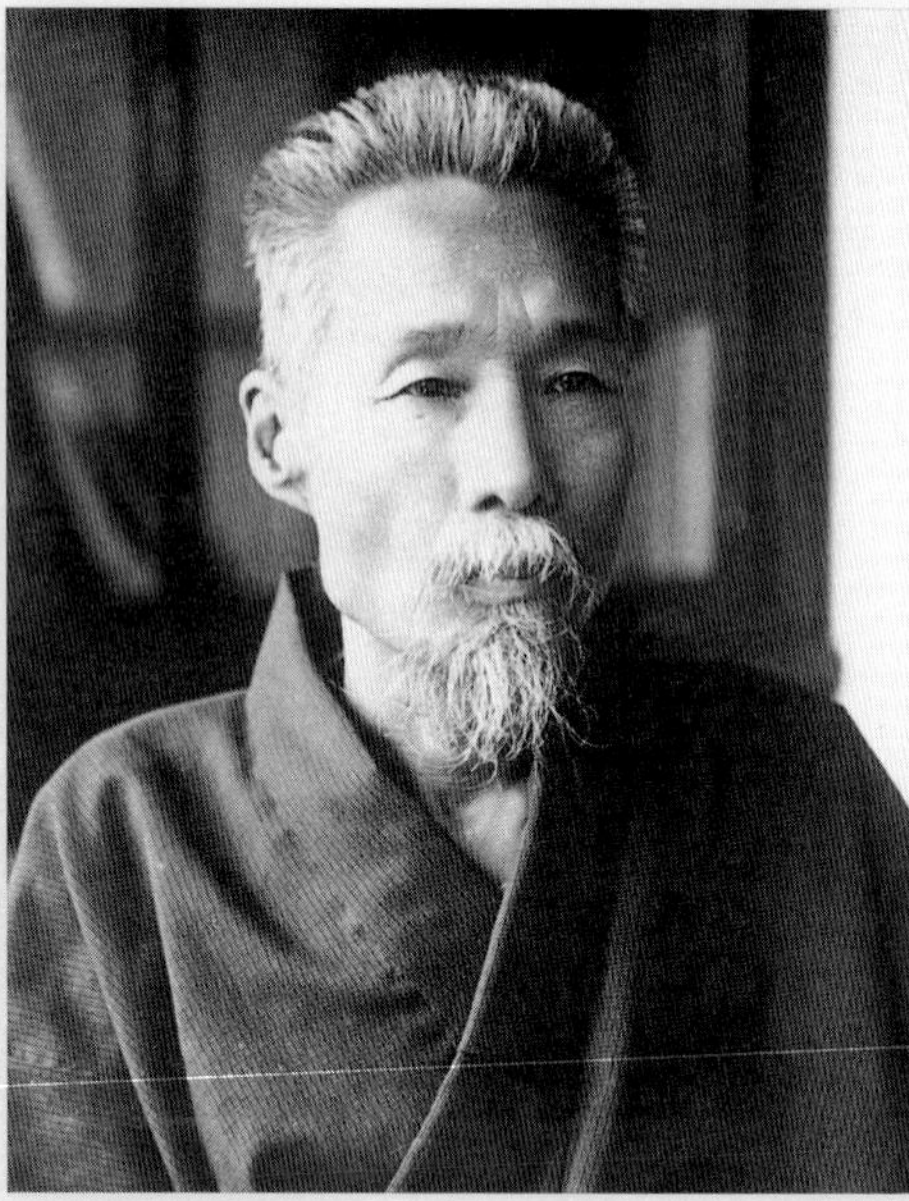

下：森田がつけていた日記（1928 年）
左：日記の一部

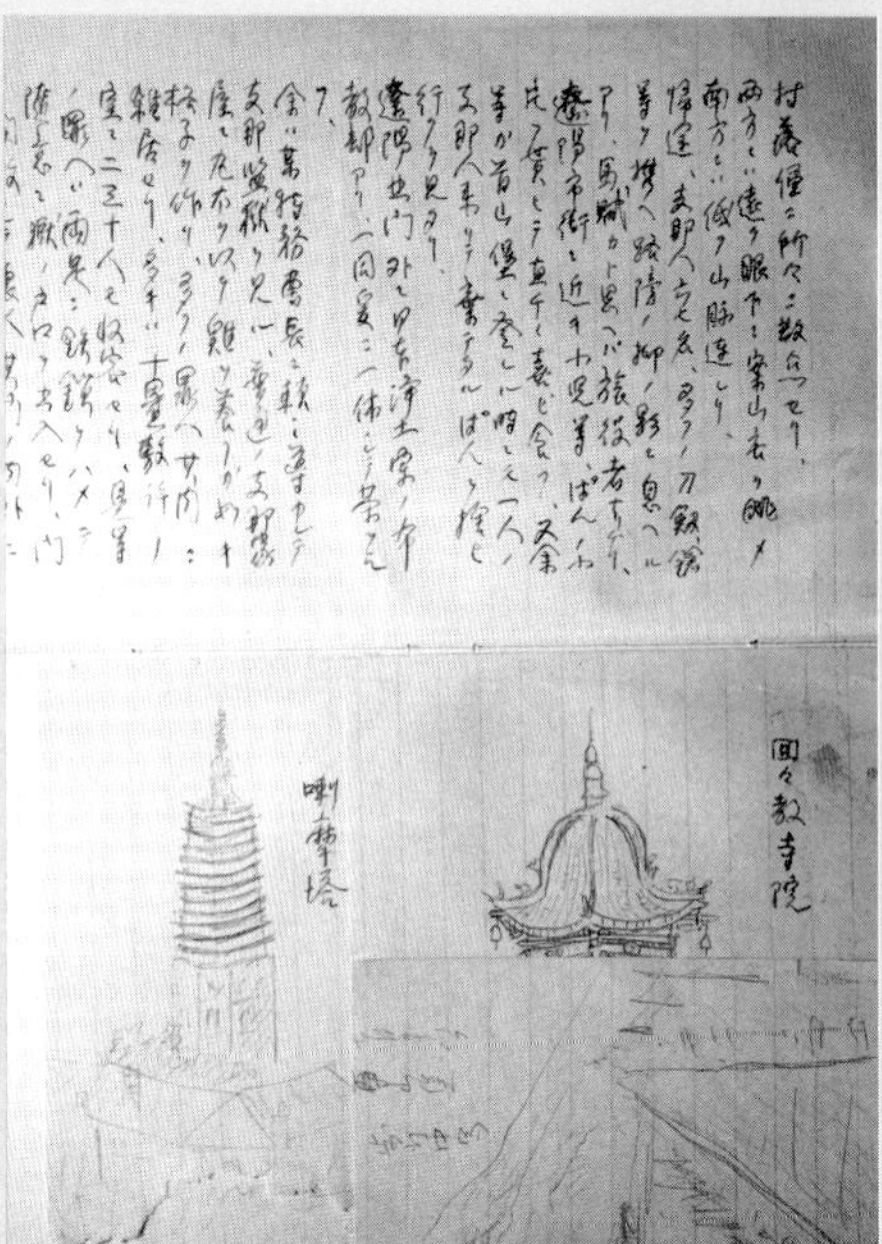

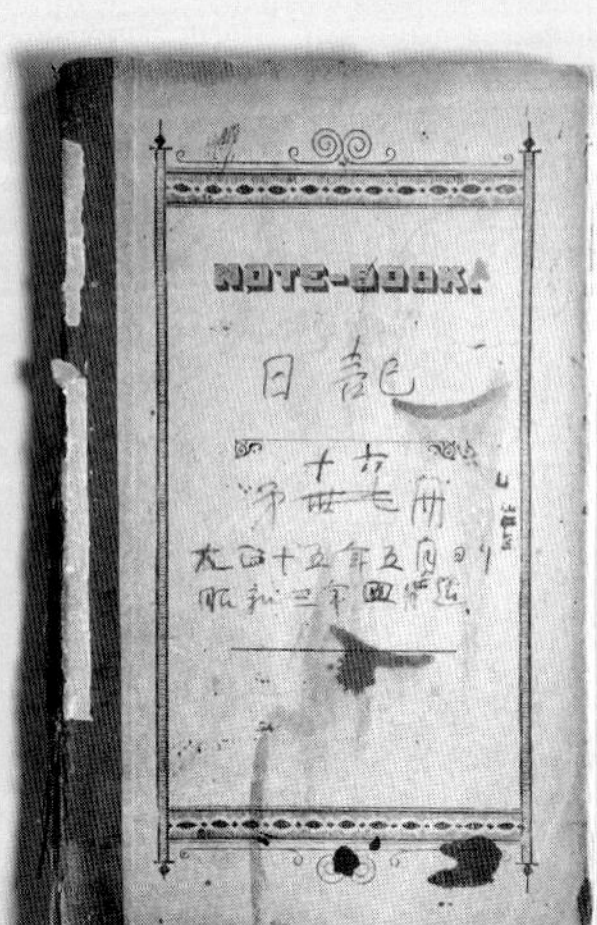

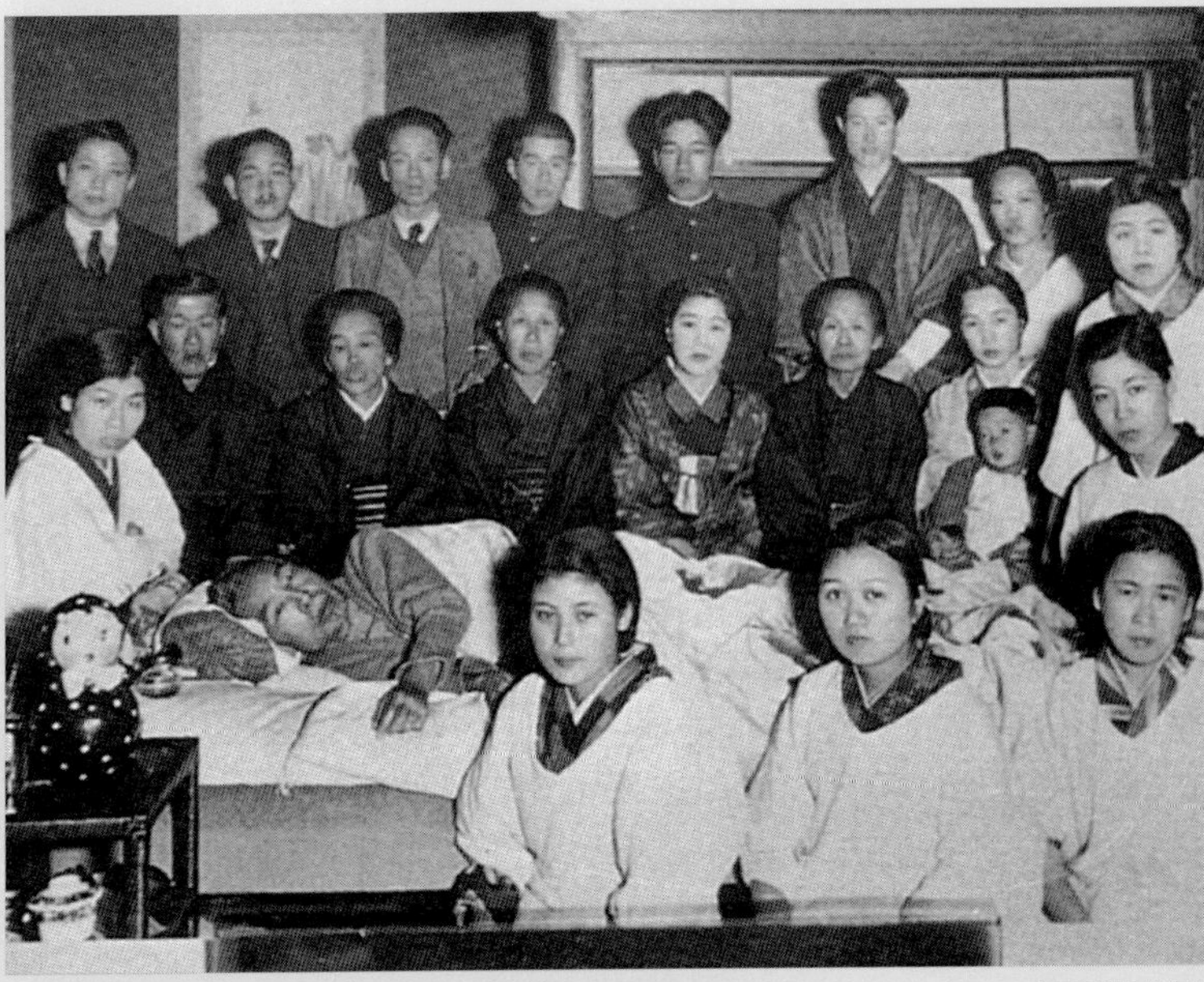

森田正馬の快気祝

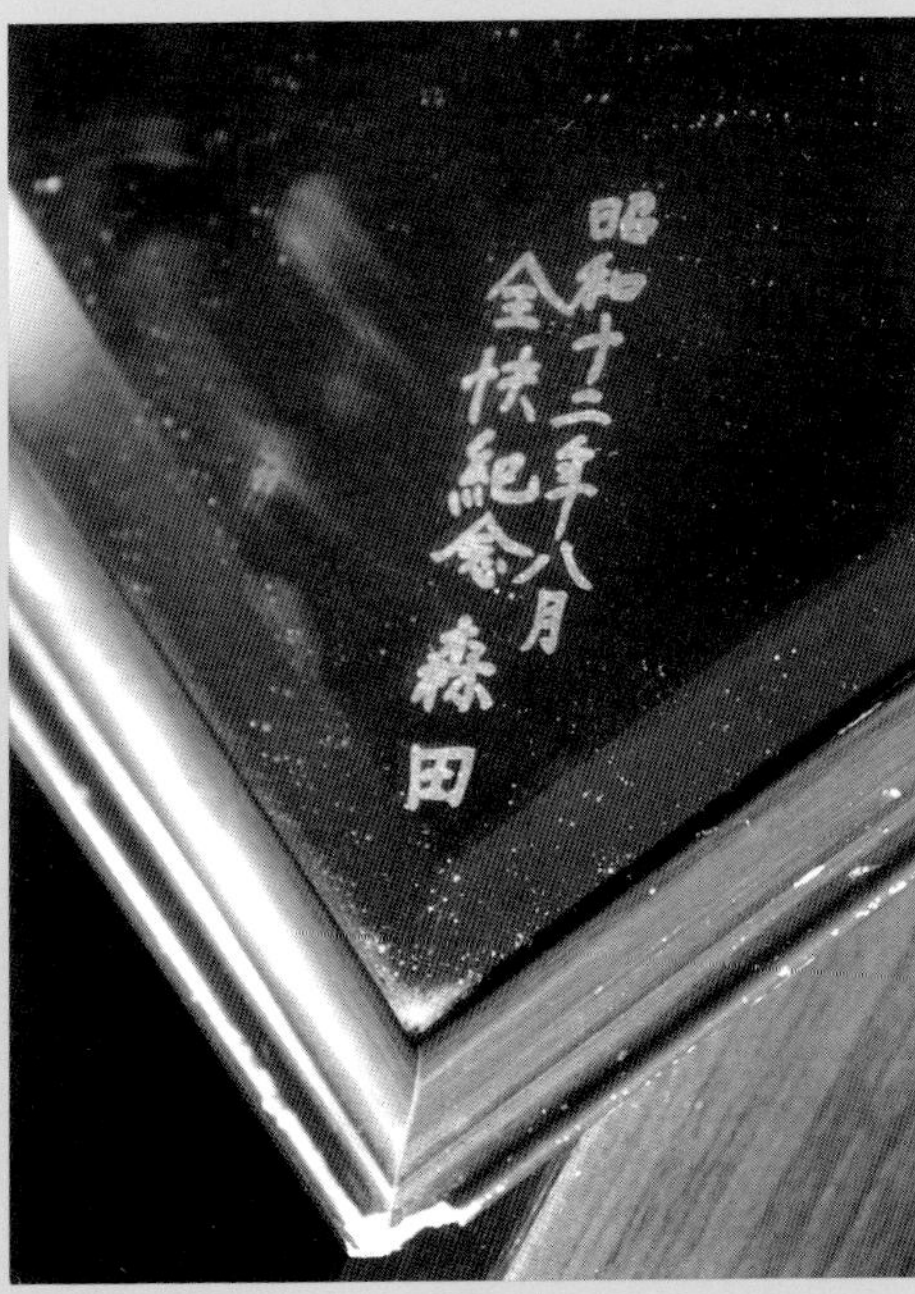

病気が少しよくなると、快気祝をし、下され物（この場合は鏡）が配られた。

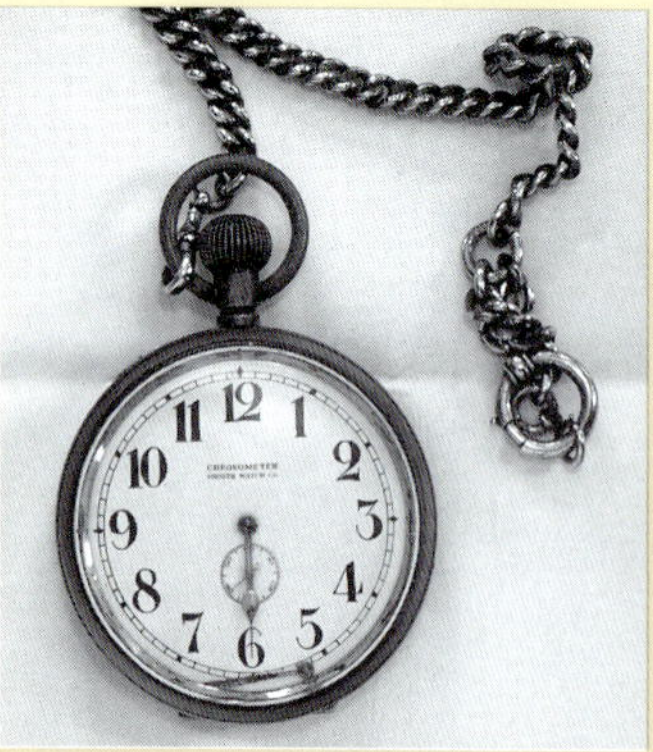

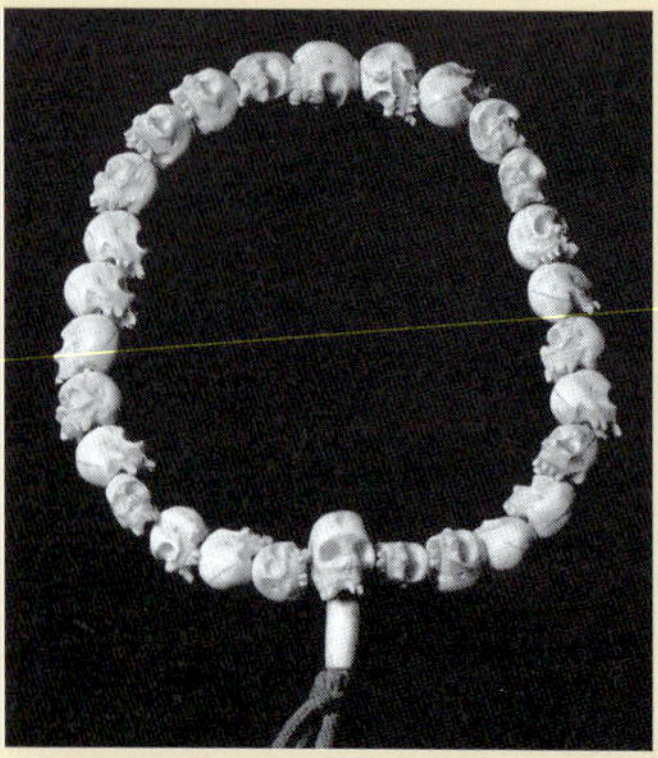

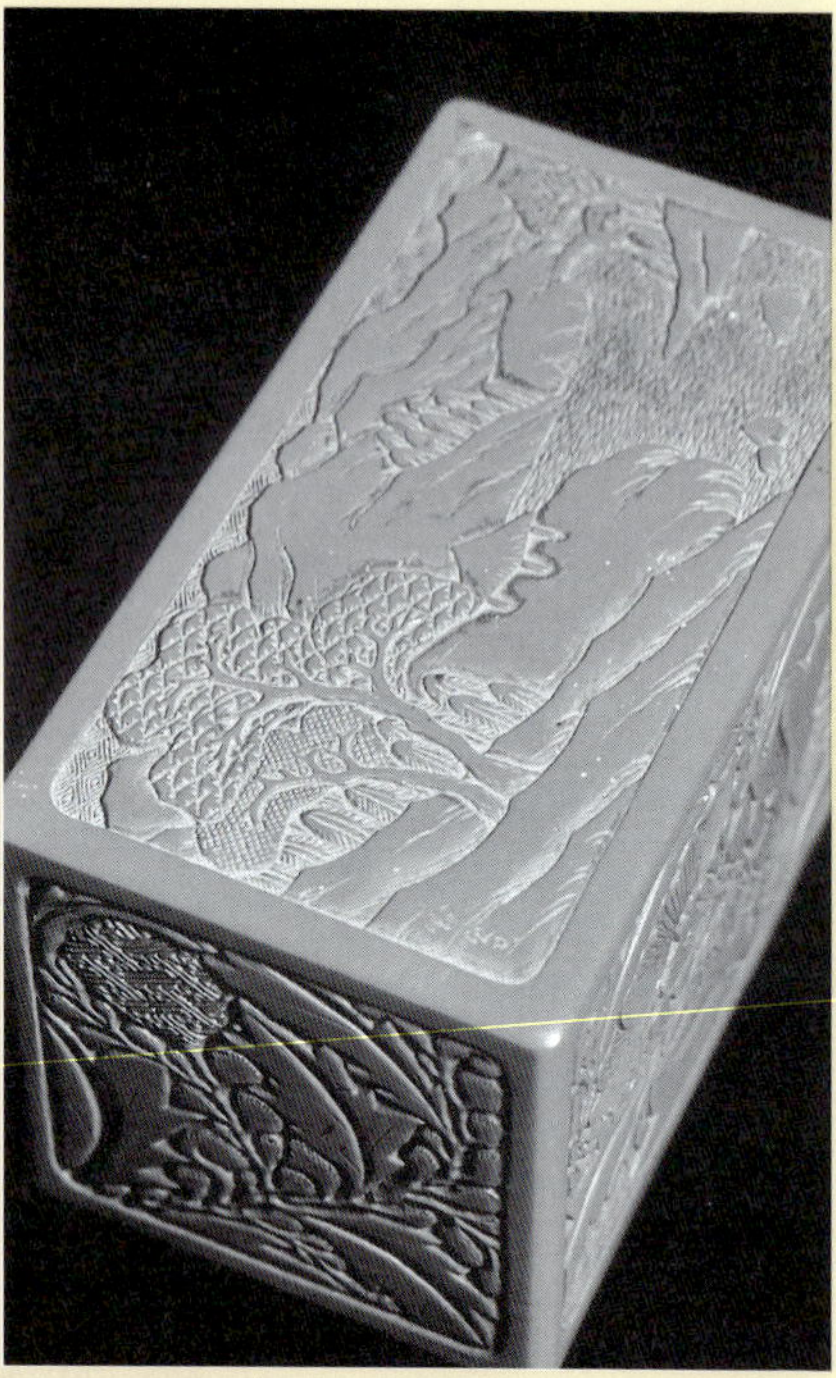

左上：森田が懇願して譲り受けた非売品の時計
左下：森田が大切にしていた髑髏の数珠
上：同じく文箱

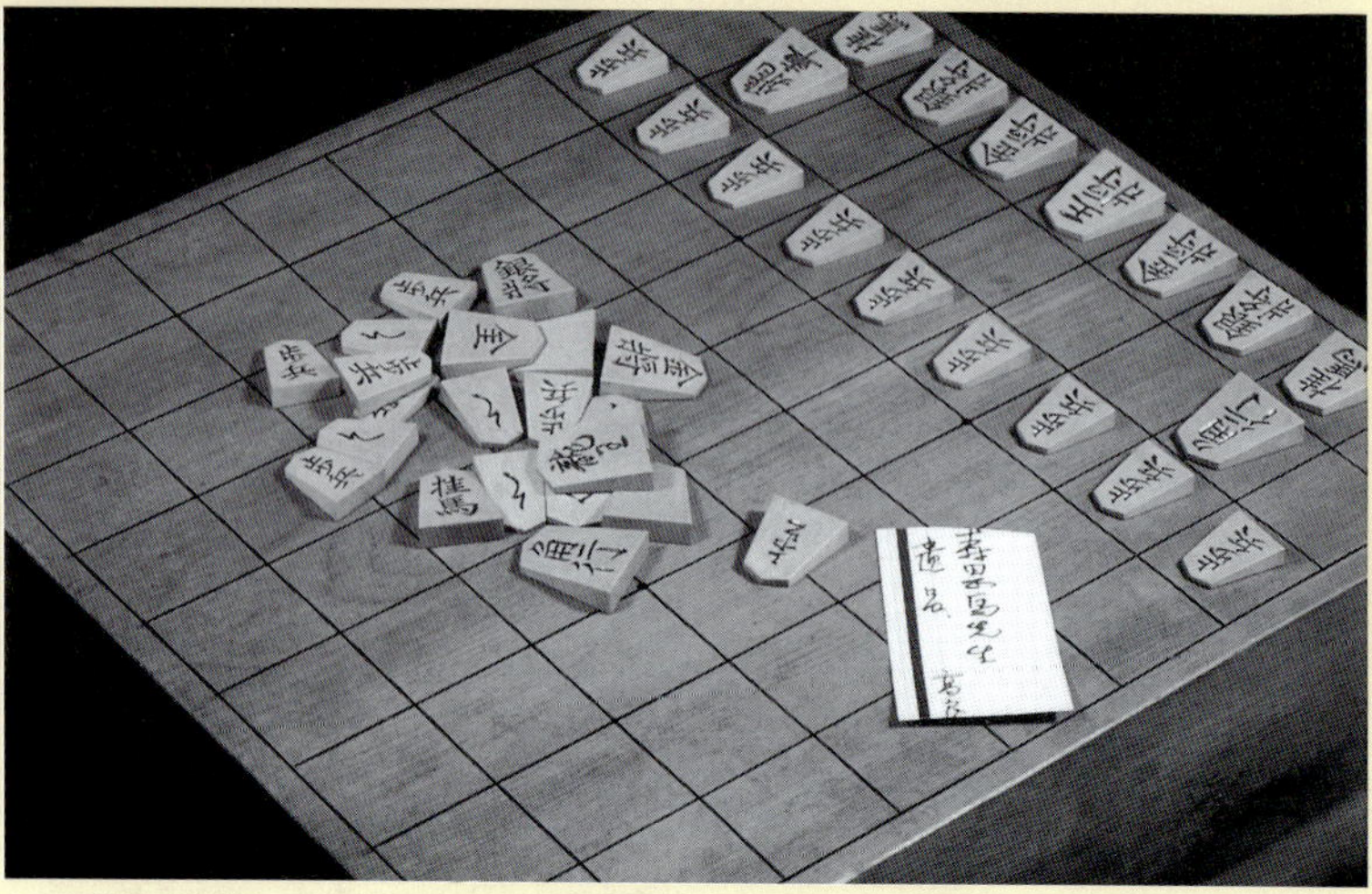

森田正馬愛用の将棋盤。遺品として高良武久が所有していたが、筆者が教授就任時に贈与された。

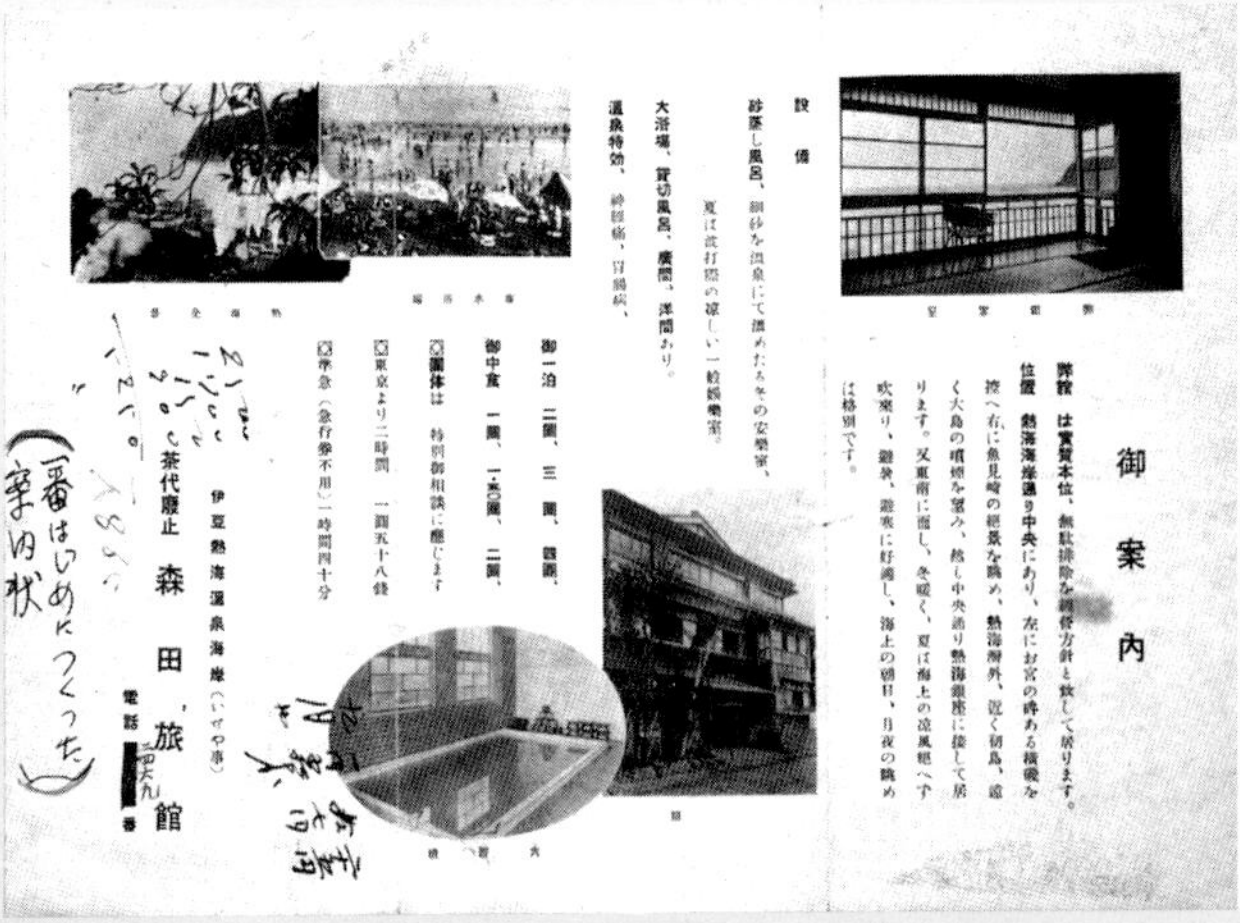

御案内

弊館　は實質本位、無駄排除を經營方針と致して居ります。

位置　熱海海岸通り中央にあり、左にお宮の碑ある横磯を控へ右に魚見崎の絶景を眺め、熱海港外、近く初島、遠く大島の噴煙を望み、然も中央通り熱海銀座に接して居ります。又東南に面し、冬暖く、夏は海上の涼風絶へず吹來り、避暑、避寒に好適し、海上の朝日、月夜の眺めは格別です。

設備

砂蒸し風呂、細砂を温泉にて溫めたる冬の安樂室、夏は波打際の涼しい一般娛樂室。

大浴場、貸切風呂、廣間、洋間あり。

溫泉特効、神經痛、胃腸病、

御一泊　二圓、三圓、四圓、

御中食　一圓、一・五〇圓、二圓、

◎團体は　特別御相談に應じます

◎東京より二時間　一圓五十八錢

◎準急（急行劵不用）一時間四十分

茶代廢止

伊豆熱海溫泉海岸（いづや事）

森田旅館

電話 [redacted] 番

（一番はじめにつくった案内状）

森田旅館の案内状

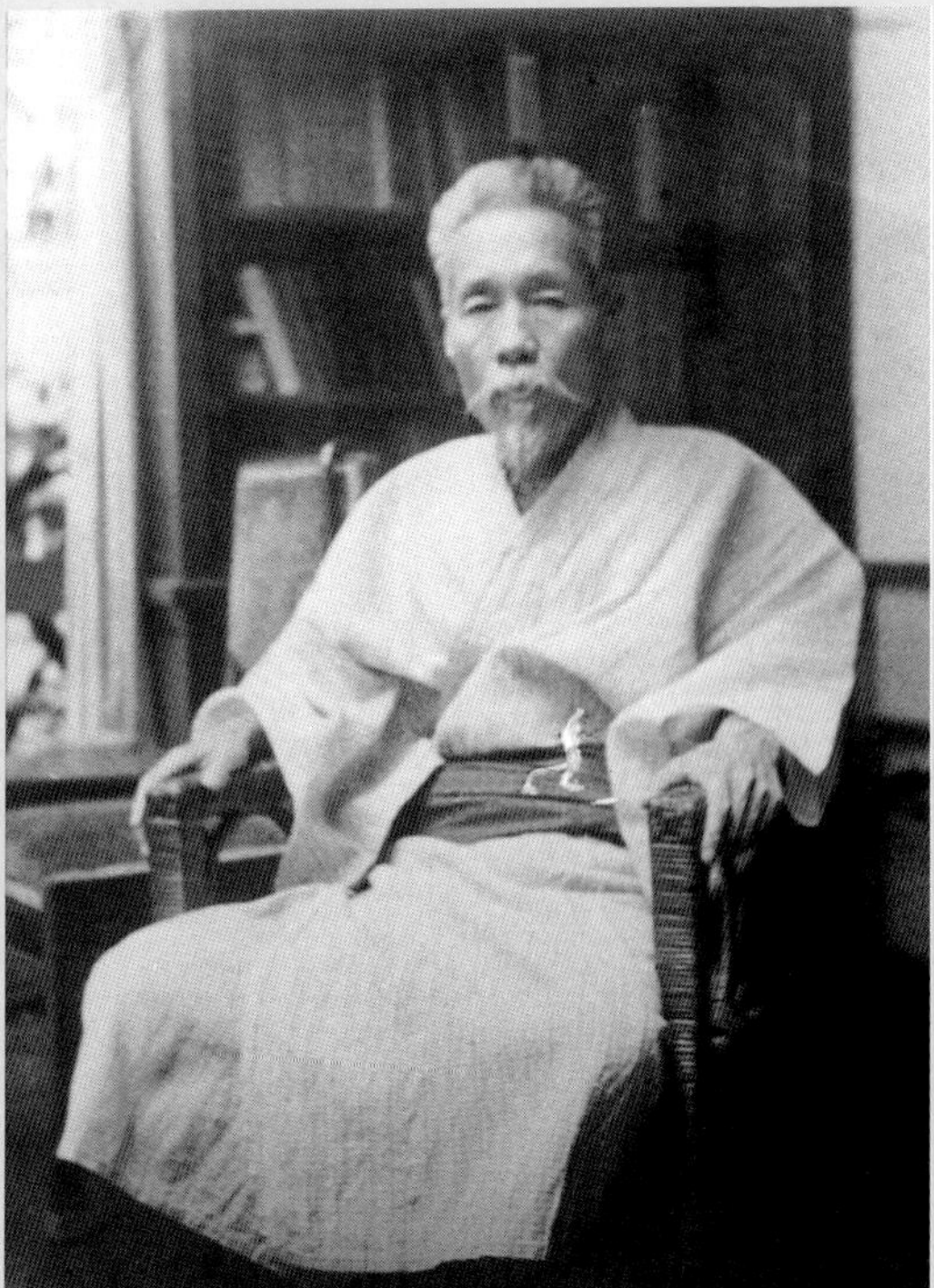

病みあがりの森田正馬

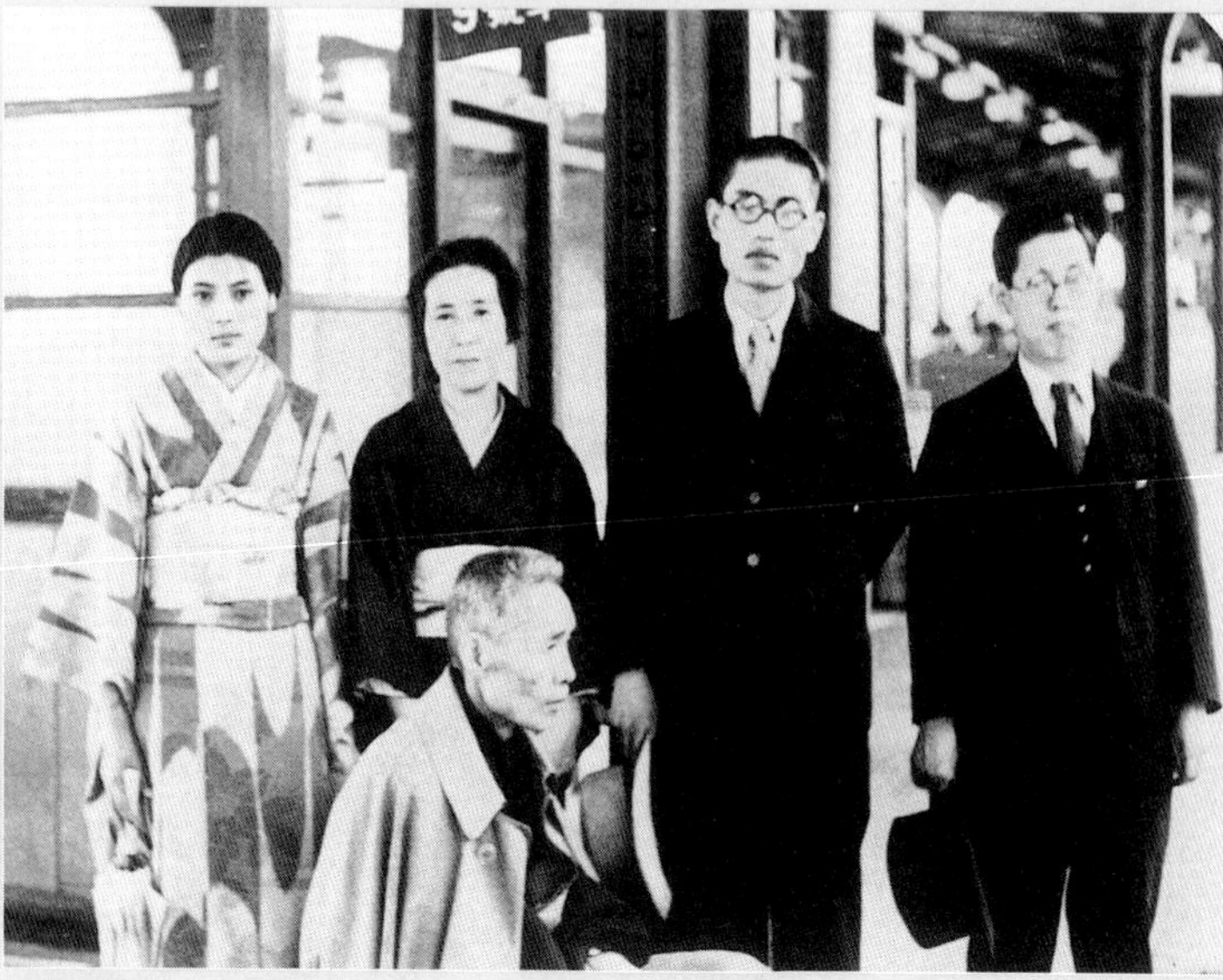

最後の記念撮影（名古屋駅ホーム、1937 年 6 月 10 日）

第三章　創始者森田正馬を知る

一——完成された神経質の人

森田の生い立ちと家族関係

森田正馬（一八七四〜一九三八）は一八七四年（明治七年）一月十八日に高知県の片田舎、冨家村（現在の野市町）で出生した。父二十二歳、母二十六歳の時の子である。家業は裕福な農家だったが、父親は農業のかたわら、小学校の代用教員をしていた。

幼名を光といったが、長ずるにつれて正馬と呼ばれた。森田は晩年になるまで母親や親戚の人たちからも正馬と呼ばれ、自分自身も正馬になりきっていたようである。

一九三三年（昭和八年）十一月に撮した写真にも自筆でSh. Moritaとローマ字でサインをしている。しかし、既述したように父親が村役場に届け出た名前は正馬であったし、森田自身も第五十八回形外会（一九三六年六月二十七日）で患者たちに、

「私の名は、本当は正馬でなく、マサタケと読みます。馬の一字名もあるが、その時はタケシと読みます……」

と述べているところから、正確には森田正馬と呼ぶべきだと思う。

森田の性格は神経質だったといわれるが、この名前に関しても、後述するようなさまざまなエピソードからしても、すべての面で神経質だったとは言い難い。

森田の高弟高良武久は、森田を評して「完成された神経質だった」と述べているが、名前に関してはかなり無頓着だったようである。

森田が生まれた時の家族構成は、父母の他に祖父（五十九歳）、姉道女（五歳）だった。その後、弟の徳弥と妹の磯治が生まれている。弟の徳弥とは仲がよくて、一緒に遊ぶことが多かったが、時には一つ年下の従妹が加わることもあった。母の妹の子で久亥といい、後に正馬の妻となった。

正馬の父親は土佐の「いごっそう」であり、母親は「はちきん」だった。土佐の男性を表現する言葉は「いごっそう」であるが、これは頑固で偏屈で、信念のためには節を曲げない男らしさを表す。

これに対して「はちきん」は、土佐の生きのよい女性を表現する言葉である。これは、おてんばで思慮八分、男まさりの女という意味である。正馬は父親からは明晰な頭脳と創造性と洞察力を与えられ、母親からはユーモアと機転と限りない人間愛を与えられた。

正馬は両親のすぐれた性格特徴を受け継ぎながら、両親とはまったく異なった人間として出現してきたのである。

父、正文の性格特徴

正馬の父正文（一八五二～一九二三）は、郷士塩井正時の次男（五人同胞の末）として出生し、二十一歳の頃に、森田正直の養子となり、四歳年上の正馬の母親と結婚した。

正文は冨家村に小学校が開設された時、代用教員として生徒を教えていた。性格は誠実で、他人にこびへつらうことを嫌い、勤勉で、虚栄を嫌った。農耕の経験はなかったが、養子になってからは田畑を耕し、先祖からの土地を守った。

手先が器用で、自分ひとりで家を改築した。日曜大工が好きで、長い年月を費やして大工、土工、ブリキ仕事などもひとりだけで行い、職人を頼まなかったという。

井戸を掘ったが水が出ないので、家から三、四丁も離れた丘の麓（ふもと）に清水の溜池（ためいけ）をつくり、そこから家まで土管で導水したが、これは現在でも残っている。この工事には七年の歳月を費やしたといわれる。

正馬も手先が器用だった。手拭（てぬぐ）い取りの遊びも上手だったし、患者の先頭に立って、農耕や大工仕事を指導した。手品や機械いじりも好きだった。

晩年に肺結核症で臥床していた時、玄関に誰かが訪ねてきても寝ながらにしてわかるように鏡を設置したこともある。

後年、正馬の弟徳弥が日露戦争で戦死した時、正文は自ら先頭に立ち、忠魂（ちゅうこん）の記念碑を建てるために一畳敷きもある台石を搬出したが、独立独歩の精神が旺盛であった。

また、正文は学者肌で、洞察力がすぐれていた。次のようなエピソードがある。

正馬の家は養蚕（ようさん）もしていたが、正文は病気らしい蚕（かいこ）を見つけると、他の蚕に桑を与えることをすっかり忘れて、病気の蚕を観察し続け原因をつきとめようとしたそうである。鰻取（うなぎと）りや魚釣りも好きだったが、熱中しやすく、他のことに対する気配りがおろそかになることもあった。

正馬にも似たようなエピソードがある。『久亥の思ひ出』によると、イヌに追われて逃げまどうニワトリはそのままにして、どうして逃げ出したのかと小屋ばかりを調べたこともあった。また、ある朝、いつもの通りコップに牛乳ビンから牛乳を移し換えた。不思議なことに、いつもと違い、コップから牛乳がこぼれ出してしまう。

これは、妻の久亥がコップをその日に限って取り換えたために起こったことだが、正馬はそれを知らなかった。そして、普通の人なら、牛乳がこぼれ出すとコップに牛乳を注ぐのを中止するのだが、正馬は妻が驚き騒ぐのを意に介せず、「どうしてなのか、合点（がてん）がいかん」と言いながら、残りの牛乳をすっかりぶちまけてしまったのである。

不思議だと思うと、どこまでも探求しようとする姿勢は、まったく父親ゆずりであり、時には非常識とすら思われ、人々の笑いを誘ったのである。

なお、余談になるが、正文は四十歳頃から気管支炎になり、喘息（ぜんそく）も時折生じた。正馬の気管支が弱い体質も、父親ゆずりだった。

正馬が父正文と異なった点は、気が多く、時にオッチョコチョイで、ユーモラスで、人情家だったということである。この性格特徴は、多分に母親ゆずりである。

母、亀が与えた影響

正馬の母亀（一八四八〜一九三七）は正直の二女で、高知市外の小高坂村で出生した。十四歳まではここで過ごした。手習い塾にはわずかに半年通っただけだったが、読み書きは十分にできた。十九歳で従兄と結婚したが、夫婦仲がうまくいかずに別れ、二十五歳の時に、正文を養子として迎え、結婚した。

亀の身体は小柄だったが、性質は勝気で男まさりで、お産のあとも長く床についているようなことはなかった。機織り（はたお）や裁縫（さいほう）も上手で、何事にも手を出し、要領よくてきぱきと片づけ、手がけるものはすべて物にした。

夫正文が悠長で物事に動じなかったのに対し、せっかちで、子供に対しても過干渉、溺愛（できあい）の傾向があった。森田は年をとっても、「はちきん」のこの母親に甘えきっていた傾向がある。正馬が大学に入学して上京した時には、正馬が中学生の頃に苦学をして栄養失調になったことがあるというので、母親も一緒に上京して一軒の家を借り、食事から身の回りの世話まで一切の面倒をみたこともあった。

正馬が晩年に肺結核症を患い、脚の疲労感を訴えた時には、年老いた母親は、正馬の脚をもみ続けたといわれている。六十歳を越した正馬が九十歳に近い母親に甘えきっていた光景が、弟子の文にもみられる。

まさに正馬の母親は、現代でいう教育ママのはしりであった。彼女は自らを「はちきん」と認めていたようである。

細川弥之助の記述によると、冨家村兎田の森田家を訪ねた時、正馬の母親は八十歳くらいで、女中と二人暮らしだった。彼女は自慢げに高笑いをして、

「私は子供の頃から、はちきんじゃと人に言われた通りのヤンチャ娘でした」

と語ったそうである。彼女についてのエピソードは、多く残されている。夫の姉が足達という貧しい家に嫁いでいた。姉は知能が低く、生活に困っていたので、自分の家に引き取ってしばらく面倒をみていたが、足達家の面倒見がいかにも悪いので、自分一人で足達家に乗り込み、二日二晩談判をし続け、遂に扶持米の援助を約束させた。

また、夫が死亡してからの話であるが、土地の管理は自分が一切取り仕切っていた。たまたま正馬が東京から帰省していた時、正馬が小作人の家の不幸と不作の話を聞いて、年貢米を減免したことがある。それを聞いて母親は、正馬に勝手に減免とは何事かと叱った。

ところが、その後自分が小作人に会って話を聞いたところ、すっかり同情してしまい、気の毒だからといって、正馬が免じた以上のものを減免したそうである。

正馬が東大に入学した時、母親が一緒に上京したことは既述したが、その頃のエピソードを、正馬は次のようにしるしている。

「母は家にゐるときは内職の支那服の刺繍をしてゐた。夜は同郷の知人馬場夫人を訪ねることがあった。本郷追分町から小石川日向町まで二十五丁もあるところを、お琴を習ひに自分の琴を持ッて往復した。その途中八百屋の店先に安いカブがあッたといッてたくさん買ひこんでもち帰ッたこともあッた。

また東京見物にあちこち出歩いたが、一番面白くてためになッたことといへば、東京大学の工科大学を参観したときに、器械陳列室に珍しいものが並べてあッたことと、天文台にいッて望遠鏡をのぞかしてもらッたことであったと話してゐたとのことである。

天文台の望遠鏡からは、昼間でも火星が見えた。その火星の大きさは茶碗ほどのものであッたと言ッてゐた」

正馬の母親は人恋しく、おしゃべりでもあった。母親には一人の妹（久亥の実母）がいたが、この妹とは大の仲良しで、妹が夜須という田舎から子供を連れて出てきた時などは、正馬によると「少しも離れることなく、絶えず語らひむつみあッて居た」そうである。

このような記録をみると、正馬の母親はかなり循環気質の傾向を持っていたようである。正馬自身もお茶目で、羽目をはずして遊び狂ってみたり、何にでも興味を抱いて手を出してみたり、衝動買いの傾向があったり（『久亥の思ひ出』で、正馬自身が告白している）、臨機応変に屁理屈をこねたり（同書）、知人・友人・患者・弟子たちに暖かい愛情を注いだり……などの傾向を持っていたが、これは多分に母親ゆずりである。

正馬の母親亀は、うつ病らしいエピソードを持っている。彼女は三十三歳の頃、実母林(りん)が六十三歳で死亡した時に、悲嘆のあまり、しばらくの期間重症のうつ状態になったそうである。四十三歳の頃にも同じように憂うつや心気的な状態になり、今にも死ぬのではないかと恐れていたが、子供が百日咳(ひゃくにちぜき)にかかり、咳がひどく、呼吸困難なのを見て、自分の不安や心気的気分をものともせずに、子供の面倒を見ているうちに、症状が自然に消失したそうである。

正馬はまず愛児正一郎を亡くし、続いて最愛の妻久亥を失った。しかし、母親は長命だった。そして折にふれて正馬を励まし、いたわった。

正馬はこの母親と死別した翌年、息を引き取った。どちらかというと理屈が多く、身体的な疾患のせいもあって行動上の制限を余儀なくされた正馬は、死ぬまで「はちきん」の母親に甘え、利用しきっていた傾向がある。

母親も、正馬の面倒をみることが終生の生きがいではなかったかと思う。

妻、久亥(ひさい)の努力

妻の久亥(ひさい)（一八七五〜一九三五）は、正馬よりも一つ年下の従妹である。母同士は仲むつまじい姉妹だった。

正馬と久亥は、幼い頃からよく遊んだ。久亥の母は夜須という不便な片田舎に嫁いでいたが、村の祭日や故人の忌日命日やその他いろいろな口実をもうけて、実家の森田家に遊びにきた。

その時の模様を正馬は、次のように述べている。

「……今日は来る日と分かれば、母は時分をはかッて、時々見張りに出かける。来る道は、余の門から半丁も出かければ、小川の高い土手で、三四尺の幅の路が、田圃の中を十丁ばかりもつづいて、隣村に接して居る。其遠くの方から、女が小児を、一人は背負ひ、一人は歩かせて来るのが見える。それは余の叔母と、久亥と、其四つ年下の妹とである。此方は、母と共に、余と四歳年下の、余の弟とが待ち構へてゐる。一丁ばかり近づいて来ると、余と弟とは『夜須の叔母サーン』と呼びたてゝ、駆けて行くのである。……久亥は、時々余の家に残されて、長い間、余の母の世話になッてゐる事もあッて、余の遊び友ダチであッた」

このように正馬の幼少年期には、正馬と久亥とは家族ぐるみのつき合いであったが、正馬が十四歳で高知の中学に入学したあとは、お互いに交際した思い出はほとんどなく、まったく疎遠になっていた。

ところが、正馬が熊本の第五高等学校に入学して間もなく、学資が大阪の医師大黒田龍から出ており、将来は大黒家の養子になることが約束されていることが父親に知れ、両親や親類の人たちを驚かせた。

父親は親族会議の相談の結果をもって、熊本に出向いた。父親からは、学資は全部家から出してやるがその代わりに従妹の久亥と結婚するようにという条件が出された。

正馬はこの条件を飲み、第五高等学校三年級の夏（正馬二十三歳、久亥二十二歳）に仮祝言を挙げた。その後は、正馬が夏休みの帰省中だけ郷里で同棲をしていたが、正馬が東大に入学後は、一学年は大学の宿舎に入り、二学年は母親が上京して一軒家を借り、三学年からは久亥が上京して正馬の世話をした。

正馬が大黒家の養子になろうとしたのには、一つの背景がある。彼は、中学時代に勉強のかたわら、休日には家業の農業を手伝わされるのを嫌った。

父親だけでなく、姉にもよくこき使われたようである。その上、父親が学資を制限するので、東京に出て苦学をしようと思い立ち、十八歳の頃に級友の池某と一緒に無断で家出をしたことがある。正馬は三年課程の郵便電信学校に入学して官費生として自活しながら、好きな道を歩もうと考えていた。

上京してからは、池の知人宅の土蔵の二階を借りて、自炊をしながら予備校に入学した。彼は睡眠時間を四時間と決め、一日二、三時間の散歩以外はもっぱら勉強に励んだ。しかし生活は苦しく、父親に泣きついて学費の仕送りを頼んだ。

母親の助言もあり、父親は正馬の家出を許し、送金してくれるようになった。ところが、正馬は栄養失調のために脚気になり、歩くのにも不自由になった。そのため、さすがの正馬も初心を翻（ひるがえ）し、帰郷して両親に手をついて謝罪した。そして今後は父親の命に服することを誓って中学にもどったが、卒業式の一ヵ月ほど前に、土佐の出身で大阪で大病院を経営している大黒田龍という人が、その年の卒業生の中から二名を選んで学資を出し、大学で医学を学ばせたいと校長に申し出があったという噂(うわさ)を耳にした。

正馬はもともと工学部を志望していたが、この話を聞いて医学部に転向した。卒業式が終わると正馬は帰郷し、養蚕(ようさん)の手伝いをして父親の機嫌をとり、大黒氏から奨学資金が得られるので大学に進みたいと話し、父親の許しを得ることができた。

しかしその見返りとして、養子になることは話さなかった。そのため、正馬が大黒氏の養子になるという話を聞いて、家中が大騒ぎになったのである。

久亥は母親が病身だったため、九歳頃から炊事、洗濯をして家を助けた。教育に無関心な家庭だったので、小学校もまともに出ていない。長ずるにつれて養蚕や機織(はたお)りにも精を出した。読書が好きで、両親に叱(しか)られても仕事の合間には隠れるようにして本を読んだ。娘時代には、高知に出て一、二年間裁縫(さいほう)を習った。彼女は非常に器用で、勤勉だったので、わずかの見習期間であったが、和服の裁縫なら何でもできるようになった。製糸や刺繍(ししゅう)も得意だった。

久亥は周囲の人から正馬が優秀であると聞かされて結婚し、生涯正馬の言うことなすことに感嘆して過ごした。たとえば、正馬の記憶力が悪いと、「物事の要点はちゃんとつかんでおり、判断が適切である」などと言うし、学校の成績が悪いと、「授業以外の読書や趣味が多いから」と言って慰(なぐさ)めるし、試験前に三味線(しゃみせん)や踊りを習っていると、「物にこだわらないで、心の転換がよく行われている」と言ってほめたりした。

ところが正馬は、周囲の人から久亥が頭のよい女性であると聞かされて結婚をしたが、やることなすことすべて洗練されておらず、そう美人でもないので、常に物足りなく思っていたらしい。

森田家と親類で、正馬が死ぬまで仕えた住み込み看護婦の田原あやによると、若い頃の二人はよく喧嘩したそうである。どちらかというと、正馬のほうが意地が悪く、「わしはお前のような不器量な女と結婚するつもりはなかった」と口ぐせのようにいじめ、時にはつねったりしたこともあったそうである。

献身的な久亥も、さすがにふくれっ面をして「そうでございますろうのうし（どうせそうでしょうよ）」と口答えをしていたようである。

夫婦喧嘩中に来客があると、久亥はすぐににこやかな顔になって客を接待したが、正馬は来客の前でも久亥を罵っていたそうである。

正馬から森田療法を受け、神経症が治ってからは熱海の森田旅館の番頭をしていた井上常七によると、正馬と久亥は若い頃には仲が悪く、正式に離婚の手続きをとったこともあるが、また復縁したといわれる。夫婦喧嘩はどちらかというと、正馬のわがままが原因のことが多かった。

正馬は妻の死後、『久亥の思ひ出』の中で、自分がわがままで、屁理屈ばかり言って久亥を困らせたことを反省している。

久亥は結婚当初はやせていたが、中年になると大して食べもしないのに肥満型になった。

森田家が経済的に豊かになっても刺身や肉を口にせず、正馬にはおいしい物を食べさせても、自分は節約をしていたようである。そして平生から、貧乏だった頃が懐かしい、何でも買えるようになると不幸だと口ぐせのように言っていた。

久亥は物覚えがよく、利発であった。過去の出来事も事細かに覚えているし、一度会った人の名は決して忘れなかった。

それに反して、正馬は物覚えが悪かった。このようなエピソードがある。

正馬が大学の卒業試験の時に、薬物の分量が記憶できずに苦しんだことがあった。そのために、まず久亥に記憶させておいて、教えてもらったりした。

正馬は愛児正一郎を失った時、高弟の佐藤政治（さとうせいじ）に「跡取りをつくるために妾を持ちたい」と相談したそうである。

そのような正馬に対しても、久亥は献身的に尽くした。久亥はいつも正馬の健康を心配し、飲酒を控えさせたがっていた。佐藤政治が久亥に向かって、「酒の好きな森田先生に飲ませたいから、ツイツイ過ごさせることになる」と言ったのに対して、久亥は「貴方がそうなら、私はもっと飲ませたい。飲ませたくとも本人のためには、飲ますことはできない」と言ったそうである。

久亥は一九三五年（昭和十年）十月二十一日午前五時頃に、脳出血のために急死した。彼女はそれまでにも、肺結核症の正馬が咳込んで夜半に目が覚めると、バネのようにはね起きて看病するのが常だった。

その日も正馬の咳に目覚めた久亥は、しばらく正馬の背中をさすっていたが、途中から女中と交代した。そして間もなく意識を失ったのである。

若い頃にはよく喧嘩をした二人だったが、晩年は本当に幸せな夫婦だった。

久亥は、もともとしっかり者の女性だった。しかし、出しゃばりのおてんば娘ではなかった。つまり、正馬の母亀とはいささか異なり、「はちきん」ではなかった。ところが正馬は、この田舎娘を「はちきん」に育てようと努力した節がある。

正馬は久亥にいろいろなことを学ばせた。これは正馬の偉いところである。上京した頃にはせいぜい裁縫しかできなかった久亥は、お茶、お花、俳句、和歌、習字、英語、文学、西洋史、踊り……何でも人並み以上にできるようになった。

正馬は久亥にいろいろな勉強をさせた理由を「自分は半ば虚栄のために教育を受けさせようとした」と記しているが、田原あやの話では、正馬はいつも久亥に向かって、「わしはこれから偉くなる。お前もわしについてこにゃあいかん。偉くなったわしにふさわしい妻になってほしい」と言っていたそうである。

正馬は妻久亥の教養を高めるために、金の出し惜しみは一切しなかった。久亥も努力した。そして「はちきん」にはならなくても、それに近づいたのである。

久亥は、正馬について森田療法を学んだ。学んだというより、正馬と一緒になって森田療法を創ったといってもよいかもしれない。正馬も次のように記している。

「……（森田療法は）家庭的療法であるから、特に久亥の助力が大きかッた。治療上の助手ともなれば、看護長ともなッた。現在は、余の助手や研究生らも多くて、手も揃ッて居るが、創業時代は、中々妻の働きの必要があッた。特に不潔恐怖の患者は、必ず一度以上は、妻に叱られ、泣かされて、初めて治癒の緒につくとかいふ事が多かッた。

五十七歳の不潔恐怖の婦人は、発病二十二年で、所々の精神病院にも入院して来たが、余の所へ入院中、手を洗ひふける時、妻に洗面器を取上げられて、縁側でヂダンダふんで往復しながら、泣き叫ぶとかいふやうな事もあッた。

又二十歳の不潔恐怖の学生は、之も同じく妻に叱られ、泣き出したが『余りいふ事をきかなければ退院させる』といはれ、それから発奮して、間もなく全治し、学校も優等で卒業し、今は良い地位の職について居る」

退院後の患者の中には、「奥さんの小乗的のご指導と、先生の大乗の御訓話とは、共に吾々（われわれ）の得がたき修養であった」とか、「先生には、直接指導を受けることが心苦しいけれども、奥さんには心安く質問することができて都合がよい」などと言う人もいた。

正馬は、「自分には病院勤務があって直接入院患者に接する時間が少ないが、妻は常に患者に直接に接するから、とくに細かい点に気配りができる。自分の講話は総論だとすると、妻は各論を具体的に指導してくれて、助かる」

というようなことを述べている。

久亥は一九二二年に、郷里の父親を看病するために数ヵ月間帰郷した。その間に隣村の六十歳近い未亡人の神経症を治したことがある。未亡人は心悸亢進（しんきこうしん）、めまい、疾病恐怖で病臥（びょうが）し、看護者がつきっきりであり、外出もできなかった。

久亥はそのことを聞いて、見舞い、看護者をやめさせ、日常の仕事を積極的にするように指導し、全治させたのである。

久亥の業績は、まだ他にもある。正馬は秀才型の弟子をよく可愛がった。高良武久（元慈恵会医科大学名誉教授）は九州大学の下田光造教授からお預かりしたという遠慮もあったし、古閑義之（元聖マリアンナ医科大学学長）、竹山恒寿（元慈恵会医科大学教授）らは秀才で、正馬の身辺にはべっていた。

ところが、鈍才型の弟子たちは久亥の側に集まった。野村章恒（のむらあきちか）（元慈恵会医科大学教授）は、その代表的人物である。内弟子の野村は、酔っぱらって門限を過ぎ、塀を乗り越えて帰ってきたり、頭の切れも今ひとつさえなかったりで、正馬からは多少うとまれていた。しかし、久亥は野村を可愛がった。

田原あやの話では、縁側で日向ぼっこをしながら久亥と野村とが世間話をしている光景がよくみられたそうである。

正馬は写真好きで、折にふれて記念写真を撮ったが、それをみると、正馬側には秀才が集まり、久亥側には鈍才が集まるといったパターンがみられる。

ところが当時は一見して鈍才のように見えた野村も、その後、芸術療法や病跡学の領域で名を成し、森田療法関係でも『森田正馬評伝』（白揚社、一九七四年）という名著をものした。

野村は、次のように述べている。

「森田の内弟子として、だらしのなさであまり評判のよくなかった私に、奥様は光明を与えてくれた」

正馬は妻に先立たれ、悲嘆に暮れた。彼は数多くの和歌にその心情を託（たく）しているが、その中から三首を紹介してみよう。

朝まだき咳きこむ我の背をなでて
　夕べを待たで逝ける其妻

明日よりは如何に過さん　わけ知らず
　ただに悲しみ　をののく我は

目に見えぬ偉（おお）き力を今ぞ知る
　逝きたる後のいや淋しきに

二――自然に逆らわずに生きる

「純な心」の持ち主ほどよく治る

森田は神経症の治療に「素直になれ、純な心の持ち主ほどよく治る」というアプローチをしたことで有名である。

純な心とは、森田によると、皿を落として割った時、「あっ、しまった」と割れた皿を取り上げて割れ目をつなぎ合わせてみるのが純な心であり、「割れやすい皿だった」とか「こんな所に置いておくから悪い」などと弁解がましいことをいうのは「純な心」の持ち主ではないというのである。

森田ほど素直に感情を表現し、自然に逆らわずに生きた人物も珍しい。森田が好んで使った言葉に、次のようなものがある。

「心は万境に随(したが)って転ず。転ずる処(ところ)、実に能(よ)く幽なり」

これは、心というものは状況次第でどうにでも変わるものである。その有り様は幽幻そのものだという意味である。

「純な心」と素直な心とは、似てはいるが必ずしも同じ内容を持つものではない。自然の法則に素直であるということは、それに徹すれば客観的には強情な性格のようにみえることもあるのである。

森田が「純な心」の持ち主だったことは誰しも認めることであるが、素直な心の持ち主だったかと考えると、小首をかしげる人も多いと思う。森田は折にふれて強情で、闘争的な人物とみられていたからである。

森田を「素直な人」と表現する場合は他人の評価ではなく、あくまでも自然の法則に柔順だったと考えるべきである。

森田は自分の気持ちを状況によって、素直に表現したので、その都度、一見矛盾した態度のように受け取られることもあった。例を一、二あげると次のようである。

ある日、森田は縁側に立って中庭で作業をしている患者たちを眺(なが)めていた。彼らはペチャクチャしゃべりながら草むしりをしていた。森田は「仕事になり切れ。私語は慎(つつし)むように」と注意を与えた。

次の日に、同じように森田は患者たちの作業を眺めていた。彼らは黙々と作業を続けている。森田は患者に話しかけた。しかし、患者は誰一人として返事をしなかった。

森田は「私の病院に入院していて、私の質問に返事をしないとは……」と嘆(なげ)いた。患者は患者で、「森田先生のおっしゃることがわからない。昨日はしゃべるなと言い、今日はしゃべれと言う……」と日記に書いてこほした。

これと似たような話がある。森田は、ある患者に「中庭の草花に毎日水をかけなさい」と命じた。するとその患者は、雨が降っている日も草花に水を与えたのである。これなどは、素直とか柔順とかの問題ではない。ただ機械的に盲従しているだけのことである。

森田は、日頃から自殺に対して批判的であった。

一九〇三年（明治三十六年）五月二十二日に、十七歳の一高生藤村操が日光の華厳の滝より投身自殺をした。彼は、大樹に有名な「巌頭之感」という遺書を残した。

「悠々たる哉天壌、遼々たる哉古今、五尺の小軀を以て此大をはからむとす、ホレーショの哲学竟に何等のオーソリチーに価するものぞ、万有の真相は唯一言にして悉す、曰く『不可解』、我この恨を懐て煩悶終に死を決す、既に巌頭に立つに及んで胸中何等の不安あるなし、始めて知る、大なる悲観は大なる楽観に一致するを」

この事件は、当時のジャーナリズムを沸かせ、名文の遺書をほめたたえた。華厳の滝は一躍自殺の名所になった。

世間の人々が藤村操の行動を哲学自殺、純粋自殺と賛美したにもかかわらず、森田は「人生が不可解だから自殺をするというが、不可解だから生きるという哲学であるべきだ」と言って、真っ向から反対した。

ところが、愛児正一郎を失った時の森田は、毅然として苦難を受け入れたかというとそうではなく、まったく逆だった。

雑誌「神経質」が発刊された一九三〇年（昭和五年）は、息子が死亡した年でもあった。正一郎は生来病弱だったが、前の年に喀血してからとくに弱くなっていた。しかし、その頃正馬も病気がはかばかしくなく、久亥は息子の喀血を隠していた。正馬はたいして心配もせずに、晩秋に正一郎を銀座に連れ出した。そのため発熱し、それ以後病床に伏したままになった。正月に再び喀血し、夏には食欲が衰えて衰弱していった。

そして九月十一日、ちょうど十九歳（数え年で二十歳）の誕生日を待って死亡した。正一郎の枕許にはべって号泣する正馬を見るに見かねた弟子たちが連れ出そうとしたが、正馬は伸び上がり伸び上がりして、立っている人のすきまから正一郎の死顔をのぞいては泣き続けたといわれる。

森田を見舞った高良武久は、森田の落胆ぶりは大変なものだったと語っていた。森田は高良の手を握り、「高良君、ボクは死にたいよ」とさめざめと泣いた。しばらく泣くとすぐに机に向かい、一心に勉強をはじめた。

しかし涙が溢れてくると再び泣き出し、そうかと思うとまた机に向かうを繰り返していた。「気分はあるがままに受け入れ、やるべきことをやろう」を実践しているかのようだった。

高良は「まさに、鬼気迫るものがあった」と述懐していたが、どのような状況でも森田は自分の説を実証しようとしていたと見ることもできる。

森田は大学生になっても、決して威張るようなことはなく、休暇で故郷に帰っても、村人たちと一緒に鰻釣りをしたり、友人と遊んだりした。

ある時には、里を離れた山奥に独りで住む老婆を訪ねて、老婆から感謝され、記念にこの老婆が十年間も使い古した茶碗をいやがりもしないでもらって帰ったりした。飾りけのない素朴な性格は、どこに行っても歓迎された。

森田というとすぐに、詰め襟姿で、小学校の用務員のような写真を思い浮かべる人が多い。粗末な洋服を着ているると錯覚しがちであるが、実はなかなかのおしゃれで、側近に「ボクの詰め襟はラッコでできているのに、誰も気づかないようだなあ」とこぼしていたそうである。

また、この詰め襟の洋服を脱ぐと、下にはちゃんとネクタイをしていたりして、周囲の人を驚かせるようなこともあった。

田原あやによると、森田は時計店で大きな懐中時計を見出した。店の主人が「それは売り物ではない」というのに、毎日出かけて行ってようやくそれを入手した。森田はその時計をよほど気に入ったらしく、折あるごとに懐からそれを出して時間を見る振りをして、それとなく他人に見せびらかしていたそうである。

ある時などは、友人宅を訪問し、誰もその時計に気づかないようなので、わざとその時計を置き忘れてきて、あわててそれを取りに引き返し、人々の関心をその時計に向けようとしたこともあるそうである。

このような純な心の持ち主は、何となくユーモラスで、人々の共感性、同調性を誘ったようである。

徹底した合理主義（理論家）

森田療法の場では、気分本位にならず、目的本位・行動本位の生活内容が重視される。無駄を廃し、虚栄を嫌う。森田の私生活そのものが、十分に治療に反映されているのである。

森田が理屈を好んで口にし、しかも負けることが嫌いだったのは、森田を知る人なら誰しも認めるところである。下田光造は、ありし日の森田について、次のように述べている。

「……談話会では催眠術に関することや、夢の研究などを演説しておられた。所説は奇抜で独断的であったが、少しも嫌味（いやみ）がなかった。座談も理屈っぽく、曖昧（あいまい）が嫌いで、すぐに揚げ足を取ったり、非協調的であったが、邪気衒気（げんき）がないので、誰も不快に思わぬという得な人であった。……」

森田診療所の玄関の壁には、患者から「もらって嬉しいもの」と「もらって困るもの」の貼り紙がしてあった。もらって嬉しいものは⑴現金、⑵味噌、⑶醤油……などで、もらって困るものは⑴メロン、⑵菓子……の類（たぐい）であった。とくにメロンは、胃腸が冷えるのでいやがったようである。

森田にしてみれば、どうせ頂けるのなら、自分がもらって嬉しいものをもらいたいというわけである。当時このことは、かなり噂になったようで、某有力新聞のコラムに、名前こそ出なかったが、「最近、変な医者が現れた」として批判的に報道された。

夏目漱石（そうせき）にも似たようなエピソードがある。漱石が胃潰瘍（いかいよう）を患（わずら）っていた頃の随筆に、

「人間とは浅ましいものだ。弟子たちが持ってきてくれた土産物に、ついつい目がいってしまう。中味が菓子だったらガッカリする……」

というくだりがある。これは、まことに人間の心情を赤裸々（せきらら）に表現したものであって、森田はその点では漱石をはるかにしのいでいたということになる。

しかし、森田が患者からもらったものを実際に批判するようなことはなかったようである。森田は患者に「気分本位ではなく、目的本位に行動すべきだ」と教えるために、このような奇行をあえて行ったと考えることができる。

ただ、弟子たちが持参する土産物には、いちいち難くせをつけたそうである。愛弟子の竹山恒寿が暮れの挨拶（あいさつ）に熱帯魚を持参したところ、

「君はこんなものを持ってきて、私が喜ぶと思っているのか。熱帯魚は世話が大変だし、すぐに死ぬではないか」

と周囲の人たちが竹山に同情するほど、きびしく竹山を叱責（しっせき）したそうである。

森田は自宅の周辺を乳母車に乗り、それを患者に押させて、町に出たり買い物をしたことでも有名である。

森田は、病身のために長く歩くことができない。また、タクシーではお花見をすることもでき

ないし、買い物をすることもできない。乳母車に限るというわけである。

患者たちは、陰では恥ずかしがって逃げ回っていたようであるが、表面的には森田の指示に従っていた。外出から帰宅すると、森田は患者に、

「どうだ、恥ずかしかったろう」

と質問した。患者が、

「平気だった」

と答えると、

「恥ずかしくないはずはない。私も恥ずかしい。しかし、恥ずかしがりながら、目的本位に乳母車に乗って花見をしたり、買い物をしたりしている。これが『あるがまま』だ」

と精神療法をはじめたそうである。

ちなみに、森田が死亡して病理解剖を行った時の記録をみると、身長百五十センチ、体重三十五・二キロ、脳の重さ九百四十五グラム（普通の成人は千四百～千四百五十グラム）だったそうで、非常に衰弱（すいじゃく）していた。

大人では乗ることのできない乳母車にも、森田は簡単に乗ることができたのである。

森田が、庭の盆栽に正札をつけておくことも有名だった。そうすることが無風流であることは、森田も十分に心得ていたはずである。しかし正札をつけておくことによって、世事にうとい患者たちを教育するのに役立ったのである。

森田は愛児正一郎を失った時、悲嘆に暮れた。そしてそれがおさまると、高弟の佐藤政治に「跡継ぎをもうけるために、妾を持てないだろうか」と真顔で相談したことは既述した。

正一郎が亡くなって五年後に、妹（磯治）の息子の一人（秀俊）を養子に迎えているが、その後秀俊の兄の俊喜も養子にしている。これは、一人っ子は養育上問題があるからと考えてのことだったといわれている。

これらのことを見聞きすると、あまりにも合理的すぎて、かえって変人のようにすら思えるが、森田の言動は、すべて建設的な姿勢で一貫しているのである。

好奇心が強い探求人

森田は幼い頃より好奇心が強く、奇術・奇蹟・迷信などにも興味を持ち、呪詛・卜筮・骨相・人相などの本も読みあさった。自ら筮竹をひねり、易者になるのではないかと父親を心配させたこともあった。

しかし、森田のすぐれている点は、興味を持ったこと、不思議と思ったことには何でも手を出しながら、自分で研究し、確認した上で、実証し得ないものはどんどん放棄していったことである。

彼は哲学を志したり、父親ゆずりの器用さから電気工学を学び、発明家を夢みたりした。医学よりも、心理・論理・経済・法学通論などに関心を寄せ、中でも哲学を好んだ。柔術を学び、中学卒業前には初伝を受けている。伯耆居合も初伝を受けた。

遊びや芸事でも、好奇心は十二分に発揮された。森田の学生時代は、田舎の人たちから見ると、選ばれたエリートであった。しかし森田は決して尊大ぶることはなく、友人や村の青年を訪ねていっては酒をくみ交し、遅くなれば遠慮なく泊まってきたりした。

招かれもしない友人の結婚披露宴に、のこのこ出かけていって、大いに酒を飲み顔に白粉（おしろい）や鍋墨を塗って仮装し、踊り回って座持ちをしたりしている。

村人と一緒に小川に鰻釣りに出かけたり、三味線（しゃみせん）や明笛（みんてき）の稽古（けいこ）をしたり、弓の練習にうつつを抜かしたり……で、非常に気が多く、しかも天真爛漫（てんしんらんまん）で、天衣無縫（てんいむほう）であったといわれる。

森田は自分の性格特徴を十分に認めた上で、気が多く、何にでも手を出すことはよいことだとしばしば患者に教えている。

館野健も森田を追想して、次のように述べている。

「……先生が亡くなられる前の年（昭和十二年）の晩秋のころ、卒業試験の準備をしなければならないのに私は中島六郎という声楽家の先生について声楽の勉強をしていた。夜、庭に出て発声法の練習をしたりして、その声が二階の先生の病室にまで届いたらしく、ある日、『館野君は声楽をやっているそうですな』

と先生に訊（き）かれ、叱られるのではないかと黙っている私に、『僕も試験勉強中に三味線を習ったことがあります』

とポツリといわれた。そして、しばらくしてから、

『何にでも手を出しなさい。僕の療法（注・神経質の森田療法）も、西洋医学の療法といわず民間療法といわず、あらゆる療法に手を出して、やってみた結果、自然にできたもので、はじめからつくり出そうと思ってやったことではありません』

といわれた。……やはり同じころ、先生は、

『△△君（注・先生の高弟の一人）は、僕のように何にでも手を出してあれもやりこれもやりして失敗して苦しんでいないから、僕の療法をただ機械的に利用するだけです』

ともいわれた」

この森田の好奇心、探求心は、森田療法を一応完成した後も、死ぬまで持続したようである。田原あやの述懐によると、森田は患者を連れて、夜店をよく冷やかして回ったそうである。手品師が手品をしてみせて、「種を明かすことのできる人がいれば、道具をそっくり進呈する」というのを聞き、何日もその男のしぐさを観察して、種明かしをしてみせ、道具をもらってくることがしばしばあった。

また、両手を切断した身体障害者の芸人が足で字を書いたり、口で竹を割ったり、いろいろな芸をするのを見て、病院にわざわざ招いて芸をやらせ、患者に「練習次第では何でもできる」と教えたそうである。

森田はニワトリやウサギは飼ったがイヌは飼わなかった（ネコは誰かが飼っていたようである）。これは、ニワトリは卵を産むし、ウサギは肉や皮が役立つ。ペットの類はあまり役立たないと

いう森田独特の発想から出ている。

ところが、森田はサルを飼っていた。サルは卵も産まないし、肉や皮も利用できない。これは不思議なことであった。しかし森田は、精神障害の研究をしようとしていたそうである。サルの知能を上げることができれば、精神障害の治療にも応用できると考えたのである。

この研究はもちろん実らなかったが、何に対しても探求心の旺盛な一面をうかがい知ることができる。

粘着質の負けず嫌い

森田の性格は負けず嫌いで、粘着性を特徴としていた。心理学者の宮城音弥（みやぎおとや）は、「黒潮の流れに沿って粘着気質が認められる」と述べているが、土佐人は陽気で楽天的な反面、多分にしつこい面を持っている。

森田は勝負事が好きで、巣鴨病院時代にはトランプに凝り、ほとんど毎晩、同僚を誘ってゲームをしていたようである。

晩年は病床にありながらも、将棋をよくやった。既述したが、森田は病床にありながらも、鏡をうまく設置して、玄関に誰が訪れたかわかるようにしていた。訪れた客も玄関に立って鏡を見ると、森田の顔色がうかがえるのである。

格好の相手は佐藤政治医師だった。彼は森田の顔色がよいと座敷に上がり、顔色が悪いとそのまま帰った。森田も鏡を見て、会いたい人なら会ったそうである。

森田は佐藤が訪れると寝床から起き出し、黙って駒を並べ、勝負がつくと一礼し、黙って病床にもぐり込んだといわれる。

この負けず嫌い、しつこさは、森田の論文・著書・学術講演などに如実に示されている。森田は同じ論旨を手を替え、品を替えしながら執拗に報告し続け、森田療法の普及に努めている。

下田光造は、次のように述べている。

「……博士の負け嫌いは若い時から有名で、議論などではけっしてまいったといわぬ人であった。あれだけの痼疾にも家庭の不幸にも堪えられたのや、神経質に関する創見も、みなこの性格の所産であろう。その神経質学説が久しく専門学会から黙殺されていたのが、負け嫌いだけに癪にさわっていたらしく、自分が大正十五年に出した『最新精神病学』第三版の序文に博士の説を紹介した時は、よほど嬉しかったものとみえ、ただちに謝意の書面をよこされ、その終わりに次の歌が書いてあった。

賜はりし君が情けの衣の色
わが涙をもそへて見るかな」

暖かい人間愛

森田療法は、著書や論文を読む限りにおいて、かなり指示的な療法である。したがって森田療法を知らない人の目からすれば、治療者・患者間の人間関係が形成され難いというふうに映るかもしれない。しかし、森田療法は一名、家庭的療法ともいわれるくらい家庭的な、温かい治療なのである。

これは、森田の持つ人間愛が大いに関係している。副島民雄は森田の人間像について、次のように著している。

「……私共が入院中に先生の眼の及ぶ所で何かしてゐる時、よく先生は私共をぢッと見つめてゐられた。私はそれを意識する時、初めのうちは何となくこはかッたので、なるべく先生の眼の及ばない処で働かうとした。それが後には却ッて慕はしく思はれて、故意に先生の眼に触れる処で働くやうになッた。それは丁度私共が幼い時、母の眼を意識しながら、何か遊びをする時の情感に似たものであッた。

私が入院中先生から朝顔の種を蒔（ま）くことを仰（おお）せつかったことがあッた。ところがそれが一週間たッても芽が出なかッた。先生はどういふ風に蒔いたかを尋ねられた。すると側から夫人が『副島さんは三寸も深く種を入れたさうです』と云はれた。若い私は躍気になって自分が園芸に趣味を持ッてゐて蒔くことに手落ちがなかッた旨を抗弁した。先生は夫人に向って『さうお前のやうに人を誣（そしっ）てはいかぬ』と云はれた。私はその時夫人に気の毒やら先生に有難いやらでゐたゝまれない感じがした。……」。

先生は凡（すべ）てのものをほんとうに愛する途を知ッてゐられた。凡てのものをしてその本性を実現せしめ、その志を遂げしめることを念願とされた。かの画期的な神経質療法の発見も、先生のこの暖い愛にその動機を持ッてゐる。先生が市場の物捨に野菜の屑を拾ひに行き、大掃除の後に紙片を集めに行かれたのも、その愛が一片の紙、一本の草に迄及んだことを証明してゐる。……」

森田は五十八歳の頃に熱海の森田旅館を購入した。これは学者たちから「森田は旅館まで経営して、金を稼いでいる」と非難されたが、実は患者の紹介で、金に困った旅館の主（老婆）が森田に泣きついてきたので、やむなく買い取る羽目になったということである。

森田は当時千五百円の金の工面がつかず、親戚・兄弟などから借金して金を集めたそうである。また一説には、妻久亥に対する愛情から出たものだという説もある。森田が旅館を購入したのは愛児正一郎の死亡から間もない頃で、森田は悲嘆に暮れていた。自分の愛を託する跡取り息子を失って、森田は老後のことも考えた。

森田夫妻は、親戚とのつき合いがあまりよくなかった。自分が死に、妻の久亥が後に残ることを考えると（実際は逆になったが）、妻のためにも旅館を経営し、老後を不自由のないようにしてやりたいと考えたそうである。

『亡児の思ひ出』をみると、息子正一郎に寄せる愛情の深さに胸を打たれる。息子が生まれた夏の暑い夜を妻と二人でうちわであおいで一夜を明かしたこと、数々の病気、最初に発した言葉、日記や手紙なども書き綴られている。

森田はこの時の模様を、次のようにしたためている。

「余は、このやうな事を書いて、読む人のためにはつまらぬ面倒くさい事であらうけれども、之を書いていく余は、ペンを置いては涙を拭ひ……彼の日誌をくりては溜息をつくのである」

明け方近く、久亥がうなされることもあった。それを見ると、また新たな涙にむせぶのであった。しかし筆が進むにつれ、ただ嘆き悲しむのではなく、愛児への感謝の気持ちが出てくる。

「正一郎が、二十年間の生涯の四分の一にも及んで、可哀相な苦しい色々な病気にも打勝ッて、これまで長らへてくれたといふ事は、此上（このうえ）もない有難い事でなくてはならない。彼は二十年の事業を成しとげて、中学も五年までやッてくれた。彼の命数のあらん限りを努力してくれた。感謝しなければならない。彼が五歳や十歳で死んでくれなかッた事は、か弱い彼を生んだ両親の深い罪を償ッてくれたのである。彼が、或（ある）いは一人の子を残して、或いは慈恵医大を卒業して後に死んでくれたらとかいふ事は、欲ばりであり迷妄である」

森田の病院に勤務していた婦長がいた。彼女は毎日昼食のおかずを作って職員にふるまった。みんなは「おかずがうまい」とほめ、ご馳走（ちそう）になっていた。

ところがある日、森田は「今日のおかずはまずい」と言い放った。座は白け、婦長はそれ以来、おかずを作って持ってこなくなった。

それからしばらくして、ある人が「なぜ、あのようなことを言ったのか」と森田に質問した。すると、森田はこう答えた。

「ああでも言わなければ、婦長は毎日おかずを作ってこなければならなくなる。それは大変なことだ。私は婦長におかずを作ってくるのをやめさせようと思ったのだ」

森田は非常にケチでしまりやだったといわれているが、節約家ではあったが、ケチではなかった。

井上常七の話では、当時の森田診療所は非常に慎ましいものだった。一日に診る患者は二、三人で、それに入院患者だけだった。また患者が予定通り四十日間で治ると（森田療法の原法では、入院期間は四十日となっている）、料金を割り引きし、治らないと、患者の心がけが悪い、「退院療法だ」といって、退院させてしまうこともしばしばだった。

それどころか、「薬を使わないで治療をする」「病院で働かせて、その上お金までとる」といって警察に訴えられるという事件まで起こった。

以上のようなエピソードを眺めると、森田は決して金儲けに汲々としていたのではなかったことがわかる。

森田は出すべき金を出し惜しみすることはなく、郷里の小学校にも四千円を出して森田館という記念講堂を寄附したりしている。その落成式に出席した森田は、全校生徒が歌う校歌に聞き入り、生徒たちに約三十分間、少年時代の思い出を話したそうである。

同行した亀谷勇は、次のように述べている。

「お話が終って校長先生、村長さんたちとお茶を飲んでいると、校長先生がニコニコと揉手をしながら、『実は先生』と口を開いた。『先生に折角立派な講堂を建てていただいたが、まだ時計がないので……』といいも終らぬうちに先生は『いくらで買えるかしら』と仰言った。校長先生はここぞとばかり『三十円位』というと、早速先生は三十円を寄附された。

校長先生、村長さんの喜び方はひととおりでない。先生御滞在中に早速電気時計を取付けてしまった。先生が村のためにと関心を持たれることはひとしおで、これまでにも倶楽部を建てられたり、学校へは、ブランコ・スベリ台・大鏡・電気時報機・多数の図書などを寄附され、また村の財産をも作ろうと、年々二千円ずつ寄附されることになっている。先生のような方を先輩に持つ冨家村の幸福はいかばかり、隣村がうらやましがっていると、国吉村長さんが誇らしげに語っていた。……」

この冨家村および村長の国吉重親と森田との間で、興味深いエピソードが持ち上がった。一九三七年（昭和十二年）のことである。

森田は国吉村長に手紙を書き送った。これには、「朝日新聞」（九月三日）の「生保見舞賛成」の記事も同封されていた。

律義な森田が代筆させるようなことはまずないが、この手紙は代筆である。病状が思わしくなく、起きている時間も少なかったためであろう（翌年、森田は亡くなった）。

この文面を見ると、森田は出征兵士に簡易保険（生命保険）をかけたらどうか、保険金は自分が支払ってもよいと書かれている。しかし、村長からは何の返事もこなかった。病床に伏して村長からの回答を待つ森田は、九月二十五日に代筆で返事を催促し、それでもまだ回答がないので、十月五日に今度は直筆で、再度催促の手紙を出している。

やっと村長から手紙を受け取った森田は、怒りを抑え切れず、十一月四日にまた手紙を書いている。森田の叱責（しっせき）の手紙は、

「私の三回の通信に対して二か月を経てやッと返事がきたのには、あきれ返ッた。およそ返事といふものは、相談事に対して、まづ受け取ッたといふ事と、仕事の予想を書いて出すべきはずだ」

という書き出しではじまっている。そして保険金のことを説明している。

森田は、こう言っている。

「一人の軍人につき一年に十円払ひ込むと、その軍人が死亡したら四百円ばかり受け取れる。軍人を二十七人とすると、一年に二百七十円払ひ込み、戦争が二年続いて五人死ねば二千円受け取ることができる。つまり五百四十円出して千四百六十円の得になる。

戦争が終はれば、払込金は捨てても惜しくはない。いくらか国家への奉仕になる。もし一人も死なないとすれば、武運長久これにこしたことはない。保険の責任者は村がなればよいし、必要となる金は自分が村に寄付する。誰にも迷惑をかけない。家族に相談するのは見当違ひである。私が国家にご奉公のため、ふと思ひついただけのことである。話は簡単なことではないか」

たぶん村長は、村人の心情をおもんぱかって、保険をかけることを渋ったのではないかと思う。

現代では、危険な職業についている人で、保険に加入していない人はむしろ少ないと思われるが、当時において、森田の善意、人間愛を率直に、素直に、そしてただちに受け入れた村人たち

がどれほどいたか、はなはだ疑問である。

おそらく、当初はいろいろと誤解を招いたのではないかと想像される。

その後、森田は約束通り保険の掛け金を村に送ったり、戦死した村民に対して村から香典(こうでん)を送らせたそうである。

複雑な神経質

森田はもともと神経質傾向が強く、自らの過去の神経症体験を克服し、森田療法を完成させたといわれている。

森田が勤勉で、学問に対しては緻密(ちみつ)で、負けず嫌いだったこと、母親や妻に対してはわがままで、依存心が強く、自分本位だったことなどからすると、やはり神経質ではなかったかと思う。

しかし、自分の名前については「しょうま」でもよく、「まさたけ」でもよいという無頓着(むとんちゃく)な面があったことや、「もらって嬉しいもの」という貼り紙を病院の玄関に出したことなどを見ると、果たして神経質だったかどうか疑わしい。

森田は論文や著書を書く場合にも下書きは一切せず、『神経質ノ本態及ビ療法』という大著をものした時も、書き損じた原稿用紙はわずかに三枚だったといわれている。

それはそれで立派なことには違いないが、森田はいくつかの本に同一症例と思われるケースを提示しているが、その年齢がまちまちである。神経質なら、このような間違いはまずしないであろう。

森田は病弱でありながら、アフターケアには無頓着だった。病状が悪い時には、かなり大騒ぎをして、すぐに「死」を考え、恐怖におののく一方で、回復すると、あまり養生をしなかった。

玉子が好きで、ゆで玉子を一度に十個も食べたり、カレーを二杯も三杯もお代わりするので、妻が注意して食べさせないようにすると、勤め先の根岸病院にまで出かけてゆで玉子やカレーを食べたという。

また、節酒も家族から強いられ、晩年は三合の晩酌（ばんしゃく）に制限されていたが、家族が控え目に酒を出すのを嫌って、ガラスの容器を購入してきて、家族が酒の量をごまかさないように工夫したりしていた。

神経質は一般にけちんぼであるが、森田は節約家ではあったが、けちんぼではなかった。故郷の小学校には多額の寄附をしている。青年時代には、誰とでもつき合い、変な服装をしておどけて見せたりした。

森田は五十歳頃より、血痰（けったん）、喘息（ぜんそく）発作、頭痛などで悩んだ。これは肺結核症の症状で、森田は血を吐き、咳（せき）込みながらも死ぬまで研究に診療に励んだことは有名だが、森田自身、自分が重症の肺結核という自覚に乏しかった。

森田が五十六歳の頃に愛児正一郎が結核のために永眠したが、これとても自分の結核が息子に感染したとは考えていなかったようである。

このように眺めてくると、森田は神経質ではなくて、循環気質や執着性格だった可能性も否定できない。

性格学の大家でもあった高良武久にその点を質してみると、森田はクレッチマーの性格分類による分裂気質とか循環気質などに当てはまらないということだった。

いつも気むずかしいかというと、そうでもない。宴会などでは綱渡りの真似をすることが得意で、畳のへりを綱に見立て、おどけながら渡るのがとても上手だったそうである。

そうかといって循環気質のように気分の起伏はなく、躁状態になることもなかった。

高良は、「完成された神経質」と表現するのが妥当だと述べていた。

三――成長過程における神経症体験

留年、家出、不安発作

森田は幼年時代にはあまりにもおとなしいので、阿呆(あほう)じゃないかといわれたこともある。手はかからず、一人で玩具遊びをしている姿がよく見られた。四、五歳になると、読み書きは立派にでき、五歳の頃に小学校に入学したが、五歳頃には村の小学校でも成績は抜群だった。

当時、父親は小学校の代用教員をしていたが、新制度に張り切っていた父親が、教育に対してあまりにも厳しい態度をとったので、森田はすっかり学校嫌いになってしまい、学校に行くのを嫌って泣いたこともあるそうである。怠学、夜尿症も見られた。

九歳の頃に、村の寺に行って天井に画かれていた極彩色の地獄絵を見てから、その恐ろしい描写が頭から離れず、しばしば死後のことを思い、死を恐れ、夜も眠られずにうなされる日が続いたといわれている。

森田は十四歳で県立中学校に入学したが、成績はあまりよくなく、五年で卒業できるところを八年かけて卒業している。

その間に、しばしば神経症体験を経験している。最初は中学二年生の頃で、心臓の不調を訴えて、二年間医師の治療を受け、留年している。森田は当時のことを回想して、これは神経症であったと述べている。

第二回目は、すでに述べたが、父親が学資を制限することに立腹した森田は、自力で勉強しようと思い、友人と一緒に上京した。しかし予備校での猛勉強、馴(な)れない自炊生活などから脚気になり、歩くのにも不自由になった。さすがの森田も、両親の前に手をついて詫(わ)び、中学に復学できた。

森田は祖父を尊敬していたが、祖父も十二歳で家出をし、その後成功したので、森田の家出にはこのエピソードもかなり影響を与えたものと考えられる。

三度目は、五年生の時に腸チフスにかかり、重症のために二ヵ月以上床についたことである。チフスが治っても、その後しばらくの期間、不安発作に悩まされた。

また、周囲の人たちから、笑い顔がバカのようだとからかわれ、笑顔恐怖症になり、人前で笑顔を見せないように努力していたこともある。

森田はこの頃から日誌を書き出したが、その後書き続け、死ぬ少し前に終わっている。

大学時代には、最初は寄宿舎生活をしていたが、気が散って勉強ができず、下宿を替えたり、箱根へ転地したりしてみたが、思うように勉強ができなかった。

父親からの仕送りは滞りがちであり、友人のつてでドイツ語を教えたりしながら生計をたてていたが、父親に対してはいつも不満であった。

持病の頭痛も、ひどくなった。森田は大学病院で入沢達吉教授の診察を受け、「神経衰弱兼脚気」という診断のもとに投薬されている。

その頃試験があり、森田は追試にしようかどうしようかと悩んでいたが、級友の伊達某から「駄目でもともとだから、受験したほうがよい」と励まされて、受験に踏み切った。

森田は「どうにでもなれ」という気持ちから服薬をやめ、「死んでもかまうものか。死ねば父親の責任だ」とばかり、勢い込んで猛勉強をした。

ところが、それとともに、これまでの神経衰弱状態も脚気のしびれも霧散した。試験の結果も予想外によく、平均点は七十八・三点で、席次は百十九人中二十五番だった。

しかし、試験が終わるとまた身体の調子が悪くなり、上京した母親の世話になった。頭痛の訴えに手を焼いた母親は、「お前のは自分で思い込んでいるだけだ」とたしなめた。

すると森田は、「よし、もしこのまま悪くなれば、母親の責任だ」と放置しておいたところ、これもいつの間にか消失した。

父親から送金が途絶えたのは、多忙のため学資の送金が遅れていたこともわかり、これが症状の改善にも役立ったようである。

一九〇〇年（明治三十三年）には、母親に代わって妻の久亥が上京し、真砂町に借家をした。

身体の調子は思わしくなく、臨床講義を聞くごとに自分の状態と比較したりしていた。腰痛がひどく、神経衰弱という診断を受けた。

しかし、これらの症状は大学を卒業し、かねてから希望の精神医学の道に進みはじめると同時に消失している。

森田はしばしば胃腸を患(わずら)っている（二十歳、三十七歳、四十六歳、五十二歳、五十五歳、五十九歳）。下痢(げり)をしたり、血便が出たりして病床に伏し、その都度大げさに、すぐ「死」を予知し、恐怖におののいている。

森田は肺結核症であったので、一連の症状をすべて神経症と見なすのは危険かもしれない。しかし、これらの多くは神経症状態であり、症状は放置して、やるべきことをやることによっては消失していったことも事実である。森田のこの体験が、森田療法の創始に大いに役立ったことは、否定できないことと思われる。

画期的な治療を開始

森田が東大を卒業し、医師になった頃は、精神科の教室は現在の都立松沢病院の前身である府立巣鴨病院と同居していた。呉秀三は、東大教授と巣鴨病院院長を兼任していた。

森田は学生時代から精神科医になろうと決心していたが、呉教授を訪ね、助手として採用されるように頼んだ。その頃は、精神科を専攻する医師は少なく、その年も森田一人だった。

森田が東大を卒業した年、つまり一九〇二年（明治三十五年）には、呉はスイスなどで行われていた救治活動からヒントを得て、教授夫人たちに働きかけ、精神病者慈善救治会を発足させていた。

呉は作業療法を重視し、一九〇四年（明治三十七年）に巣鴨病院作業二十二ヵ条を作らせたが、その前年の七月に、森田は巣鴨病院の作業療法の主任に任命されている。

これは、わが国における作業療法の最初である。森田は森田療法をはじめる前に、まず精神病患者に対して画期的な治療を開始したのである。

森田は最初、女性患者に対しては毛糸の編物をさせたり、男性患者に対しては写字とか袋張りをさせたりしてみたが、これは治療というよりも、病院内に監禁されている患者の無聊（ぶりょう）の苦しみを救いたいという森田の心情から出たものであった。

しかし、この試みが意外に奏効し、患者に好影響を与えることを知り、戸外の作業療法に踏み切ったのである。そして次第に農作、開墾、養鶏、養豚なども行うようになった。

そのかたわらで、看護人講習会案を作成し、オルガンを購入して遊戯（ゆうぎ）を奨励し、看護婦に軍隊式の訓練も行った。このような活動の中で、森田の神経症は完全に姿を消していった。

そんな時に、かねて土佐の犬神憑（いぬがみつ）きの調査を願い出ていたのが許可になった。妻の久亥は女児を死産したばかりの時だったが、久亥が病院から退院するのを待って古郷の土佐に向けて出発した。

犬神憑きとはもちろん迷信であるが、土佐には犬神家と呼ばれる家系があり、そこの娘が嫁に行く時に犬神も一緒についていくといわれている。

犬神の形はネズミほどの大きさで、これが憑くと人間が変わったようになり、時には犬のように吠えたりする。治すには祈禱（きとう）がよいとされ、祈禱師が犬神と会話をして、出ていくように祈るのである。

この調査は約一ヵ月間行われ、三十六名の患者を診察し、その多くはヒステリー性の精神病様状態や神経症であることを突きとめた。森田は祈禱師にも会い、石砕きとか火伏（ひぶせ）の術も見せてもらったりしている。

この研究の結果、森田は祈禱性精神病という病名を作り出し、特殊な疾患として位置づけた。これは精神医学における大きな貢献であった。

森田は一九〇三年（明治三十六年）九月に慈恵医院医学専門学校教師となり、一九二五年（大正十四年）より東京慈恵会医科大学教授として一九三七年（昭和十二年）まで在職し、その後同大学名誉教授となった。

その間に、一九〇七年（明治四十年）に千葉医学専門学校教授の話が持ち上がった。千葉医専は国立でもあり、いろいろと迷い、多くの人たちと相談したが、結局は断念した。

森田がもしも千葉医専に赴任していたら、森田療法は誕生しなかったかもしれない。

森田の研究は多彩で、すでに述べた祈禱性精神病の他にも、精神変質症の分類、偏執（へんしゅう）病の病理などにも新機軸を出した。しかし、彼が生涯の事業として心血を注いだのは、神経症研究とその治療である。

森田は東大を卒業し、大学院生となったが、当初はもっぱら催眠療法の研究に浮き身をやつしていた。彼は独学でその技術を修得し、その治験例を学会に発表し、論文も書いた。

初期の森田の著書には、森田療法の付録として催眠療法の記載もある。しかし、赤面恐怖を中心とする強迫神経症には効果がなく、頭痛の種であった。

その後、森田療法の中から、催眠療法は除外されている。

森田療法治療第一号患者の誕生

一九〇六年（明治三十九年）二月一日、森田が三十二歳の頃に、森田療法発祥の地である本郷蓬莱町六十五番地に転居した。

森田は神経症患者を精神病院に入院させ、いろいろと工夫をしたが、当時は作業療法がうまく行われていないために断念した。また、自宅の近所に患者を下宿させて治療を試みたが、これもはかばかしくなかった。

一九一九年（大正八年）八月、森田の親しい人で、毎日三十七度二分から五分くらいの微熱があり、肺炎を疑われている人物がいた。彼は「痔が悪い、神経衰弱がある」と言って、仕事もしないで無為な生活を送っていた。

森田は自宅の二階に空き部屋があるから、転地保養のつもりで来るようにすすめた。彼は森田宅でお世話になり、健康人らしい生活を送るうちに一ヵ月後には症状が消失し、健康を回復した。

この治療からヒントを得て、森田は家庭的に患者を治療することを思いつき、好成績をおさめることができるようになった。森田は当時のことを回想して、

「余の入院療法は、家庭的療法である」

と述べている。この例は、おそらく森田療法による治癒第一号というべきものであろう。森田療法は一九二〇年頃にでき上がったといわれているが、この例を重視すると、一九一九年に創始されたといってもよいかもしれない。

その後、森田は他にも患者を自宅に入院させて、いわゆる家庭的療法を試みていたらしく、巷間伝わるところによると、矢田部某という看護婦長が重症の強迫神経症で家庭的療法を受け、苦労に苦労を重ねたあげく根治させている。

この例については、興味深いエピソードがある。森田は自ら開発した精神療法を（森田）神経質には著効を示すが、ヒステリーには効果がないと主張していた。

森田は当然、この例を（森田）神経質と信じていたが、高弟たち（高良武久、野村章恒ら）は森田の没後、「あれはヒステリーだった」と述懐していた。これは、学問的にも興味深い示唆である。

森田が独自の精神療法を（森田）神経質にだけ効くと主張したことは、森田療法の発展には大いに寄与した。しかし、この主張はマイナス面も伴っていた。

（森田）神経質にしか効かないという誤解を一般から受け、その方面での発展を阻(はば)んだことは否(いな)めない。この例は、やりようによっては、ヒステリーでも立派に奏効することを物語っているのである。

現代の森田療法はネオ・モリタセラピーの時代であり、ヒステリーはもちろん、躁うつ病にしても、統合失調症やアルコール依存症にしても、その他の精神障害に対しても、森田療法的アプローチが効果的であることを、森田自身が知らず知らずのうちに実証していたのである。

もう一つ、興味深いエピソードを紹介しておこう。森田の学位論文『神経質ノ本態及ビ療法』の中で、躁病に対する森田療法施行のくだりがある。

森田は次のように記述している。

「或時に、一中学生が、試験に落第して、躁病状態になった事がある。余は往診して強制的に、絶対臥褥を命じて、頭へ氷嚢をつけさせた。此氷嚢は冷却の目的ではなく、所謂(いわゆる)仮面暗示で、患者に之が医学的必要のもので、是非之を守らねばならぬ、と思はせるがためである。此事が奏効して、患者は間もなく治癒することができた。

又或時、之も中学生で、或事件から不安、苦悶状態となり、患者は自ら之を治さうとして、友人の訪問、散歩、過激の運動等、様々の事を試み、益々苦悶に陥り、進退谷(きわ)まった状態であった。之にも余は四日間の絶対臥褥を命じて、著効を奏した事がある」

森田はさまざまな患者に、自ら開発した特殊療法を工夫して施行し、治療効果を上げている。

これらの症例はたまたま絶対臥褥を適用したものであるが、家庭的療法にしても、遊戯療法やスポーツ療法、作業療法にしても、工夫することによって、治療効果を上げることができることを、われわれに教えている。

最後に読者の理解を助けるために、森田正馬年譜をあげて終わりとする（次ページ表1――これは野村章恒の作成した資料を修正したものである）。

表1　森田正馬年譜

1874(明治7)年	
1月18日	高知県香美郡兎田にて出生
1888(明治21)年	
9月	高知県立中学校入学
1894(明治27)年	
2月	腸チフスに罹患
6月	発作性神経症発症
1895(明治28)年	
7月	高知県立中学校卒業
9月	第五高等学校入学
1896(明治29)年	
7月29日	久亥と結婚
1898(明治31)年	
7月	第五高等学校卒業
9月	東京帝国大学医科大学入学
1902(明治35)年	
12月20日	東京帝国大学医科大学卒業
1903(明治36)年	
1月	東京帝国大学医科大学助手
8月	郷里高知県の犬神憑の調査
9月	慈恵医院医学専門学校教師
1904(明治37)年	
8月24日	弟徳弥、日露戦争で戦死
1907(明治40)年	
1月	・麻痺痴呆の早期診断
4月	・両脚触覚計ノ診断的価値
6月	・妄想トハ何ゾ
1908(明治41)年	
2月	・流行性脳脊髄膜炎後ノ精神病治療ノ1例
6月24日	医学中央雑誌精神神経病学欄主幹
1909(明治42)年	
2月	・鉛中毒性精神病ノ1例
4月	・麻痺中毒ノ2例
1910(明治43)年	
4月	・独語症ニ就テ
1911(明治44)年	
9月11日	正一郎出生
1912(大正元)年	
2月	・退行期ウツ病ニ就テ
1913(大正2)年	
4月	・麻痺性痴呆ノ瞳孔障害ニ就テ
1914(大正3)年	
4月	・迷信ト精神病ニ就テ
12月	・祈禱性精神病ニ就テ
1919(大正8)年	
10月	・夢ノ本態神経質療法
11月	・精神療法
1921(大正10)年	
11月	・神経質療法
1922(大正11)年	
10月	・神経質及神経衰弱症の療法
1924(大正13)年	
4月	・早発性痴呆ニ対スルすぺるみん注射ニ就テ
8月	医学博士
1925(大正14)年	
1月	・強迫概念ノ療法
3月	慈恵医大教授に就任
5月	・余ノ神経質治療成績
9月	・心理的条件ニヨル身体的症状
1926(昭和元)年	
4月11日	NHKラジオで神経衰弱の話
11月	神経衰弱及ビ強迫観念ノ根治法を出版
1927(昭和2)年	
2月20日	倉田百三を診療
4月	・変質者ノ分類ニ就テ
1928(昭和3)年	
	・迷信と妄想
	・神経質ノ本態及ビ療法
1929(昭和4)年	
4月	・余の神経質治療成績について
12月1日	第1回形外会
1930(昭和5)年	
1月31日	神経質を創刊(森田療法研究会発足)
9月11日	正一郎永眠
1932(昭和7)年	
9月17日	森田旅館の建築にかかる
1934(昭和9)年	
	・生の欲望
1935(昭和10)年	
10月21日	久亥急逝
11月	・赤面恐怖の療法
11月	・神経質療法への道Ⅰ巻
12月	・夢の解釈とフロイド評
1936(昭和11)年	
11月	・健康と変質と精神異常
1937(昭和12)年	
1月19日	母死去(数え年90歳)
4月	慈恵医大名誉教授
	・神経質療法への道Ⅱ、Ⅲ巻
10月	・久亥の思ひ出
1938(昭和13)年	
4月12日	肺炎で死亡

補章　森田療法における言葉の辞典

森田療法では、その理論構成および治療の実際（説得・講話・日記指導など）において独自の用語が使用されている。

この中には仏典や『論語』などに起源を持つものもあるが、森田は治療の場で、これらに多種の意味を盛り込んだ傾向がないでもない。森田療法でよく使用される言葉を簡単に説明すると、次のようになる。

●悪智

純な心と反対の意味。はからいのある心という意味。

●頭で理解するのではなく、身体で理解しよう

考えるだけでは何も生まれてこない。行動し、実績を積み、体験的に理解することである。

●あるがまま

気分や症状は起こってくるままに受け入れ、しなければならないことを目的本位にやっていくこと。「不安はあるがままに受け入れよ」「気分はあるがままにして、やるべきことをすること」などというふうに使用される。

不安が起これば、その気分のままに行動するという意味ではない。なお、高良興生院の機関誌名は「あるがまま」である。

●一波を以て一波を消さんと欲す、千波万漂交々起こる

一つの波をもって、一つの波を消そうとすれば、かえってたくさんのさざ波が生じてくるという意味。

このように、症状を消そうと努力すれば、次から次へと新たな症状が生じてきて収拾がつかなくなる。病気を治そうと考えることはやめて、まず人の役に立つ人間になることだ。病気を治すことなど末梢的なことである。

●外相整いて内相自ら熟す

健康人らしくすれば、健康になれるという意味。神経質者は、まず症状を除去して（気分をよくして）それから健康人の生活に戻ろうとする。

しかし、それではいつまでたっても健康人の生活は望めない。気分はそのままにして、まず健康人らしく振る舞うことである。そうすれば、気分は自然に健康人らしくなってくる。『徒然草』にも、この種の言葉が載っている。

●家庭的療法

森田は日本的な家庭を神経質者の治療の場として用いた。治療者と患者の人間関係は親と子の関係と似ており、森田自身も森田療法を家庭的療法と呼んだこともある。

●気分本位

気分を重視した生活態度をいう。気分は元来、自分の思いどおりにはならないものである。この気分を重視する生活態度は神経質者に共通のものであり、森田療法では「思いどおりにならない気分は、そのままにして、自分の思いどおりになる行動を重視していこう」というアプローチがとられる。

また、患者が自らを病気と思い、症状にとらわれている場合には、「症状ではない。それは気分だ」という表現も治療者によってよくとられる。

●君を価値づけるもの——それは行動と実績だ

大原がよく使用する言葉。行動本位の生活態度を重視している。

●君が笑えばみんなが笑う、君が泣けば君ひとりで泣くのだ

大原がよく使用するヴァージニア・A・ウルフの言葉。「外相整いて内相自ら熟す」と同じ意味。

●恐怖突入

恐怖から逃れようとあせると、恐怖心はますますつのってくる。それはちょうど、夜中に墓場を一人で歩いている状況を想像してみるとよい。恐ろしい気持ちのままで歩いていると、恐怖心はそれだけですむが、恐ろしさのあまり駆け出すと、恐怖心はさらに大きくなってのしかかってくる。

恐怖心が生ずれば、逃げずに踏みとどまり、むしろ恐怖の中に突入していくことである。

●形外（会）

形外とは森田正馬の雅号。精神のことである。また、神経質全治者の座談会は形外会と呼ばれた。第一回は一九二九年（昭和四年）十二月一日であった。

この会は森田が招集したものではなく、森田の治療を受けた人の親睦会（しんぼくかい）のようなもので、森田自身の言葉を借りると「みんなの好きなように、ピクニックに行ってもよいし、講談師を呼んでもよいし、名士の講演を頼んでもよい」といった内容のものだった。

しかし、回を重ねるにつれて、退院者のアフターケアや、まだ完全に治っていない人の生活指導といった傾向が強く打ち出されるようになった。

●繋驢橛（けろけつ）

禅で用いる比喩。杙に繋がれたロバがその状態から逃れようとして杙の周囲をあがきながら回っているうちに自縄自縛となって身動きができなくなるという意味である。

神経症の「とらわれ」の状態も、これと同じである。

●行動本位

行動とその実績こそ、その人を価値づけるものである。いくら立派なことを考えていても、人のものを盗めば盗人である。

これと逆に、いくら悪いことを考えていても人助けをすれば、立派な人物と見なされる。世間の評価とはそんなものである。「考えるよりも行動」である。

この意味から、気分はあるがままに受け入れて、目的達成のために行動することを行動本位の生活態度という。

●心は万境に随って転ず。転ずる処、実に能く幽なり

人間の心は境遇によって、どうにでも変化するものである。その有り様は実に幽玄といってもよいほどである、という意味。

森田療法では、「気分は天気のように変わりやすいものだ。悪いからといって悲観せず、よいからといって安心せず、行動本位に頑張りなさい」というアプローチがとられる。

●作業療法

絶対臥褥療法が終了すると（〝起床〟すると）ただちに作業期に入る。作業は最初は単純なもの（軽作業）から次第に重作業へと移っていく。

この目的は、①人間は本来活動するようにできていること、症状があっても作業可能であることを体験させ、症状の脅威を減殺すること、②作業により自己防衛的・自己中心的偏向から外向化へ転じさせ、即物的にさせること、などである。

●雑誌「神経質」

一九三〇年（昭和五年）より森田が中心になって発行した月刊雑誌。森田の死後も一九四一年（昭和十六年）まで続いた。森田を中心とする森田学派の論文・治験例・形外会記事、患者からの通信、寄稿などが掲載されている貴重な文献である。

なお、一九六〇年（昭和三十五年）より一九六七年（四十二年）まで高良が代表者となり、同じ名称の機関誌を年二回発行したが、これは学術論文（主として森田療法関係）を掲載している。

●事実唯真（じじつゆいしん）

「じじつゆいしん」ともいう。気分本位に対応する言葉。どうにもならない事実は、どうにもならないものと認めること。自然服従と同義語。

●自然服従

〝あるがまま〟と同じ意味。自然の摂理に屈服するという意味ではない。自分の思いどおりにならないことは、いくらあがいてみてもしかたのないことである。

気分をいくら晴れやかにしようとしても、それはできない。その事実を素直に認め、気分が良くても悪くても、行動だけは崩さずに努力することである。

●思想の矛盾（悪智）

思想の矛盾とは〝かくあるべし〟という思想と〝かくある〟という事実との矛盾を意味するもので、禅でいう悪智と同じ内容をもっている。

森田によると、われわれの主観と客観、感情と知識、理解と体得とはしばしば矛盾するものである。それは、非論理的な感情の事実を合理的・論理的な知性によって解決できるものであると誤って考え、それを解決しようとする知性の構え方の誤りである。

●死の恐怖

生の欲望がプラスの方向に向かう精神的エネルギーであるのに対し、〝死の恐怖〟はいわばマイナスの方向に向かう精神的エネルギーである。この両者は同質のエネルギーであるが、その方向性が異なり、したがって表出される形は全く反対の様相を呈する。

つまり、〝生の欲望〟が強く表面にあらわれると健康人の生活態度となるし、〝死の恐怖〟が著しくなると神経質者となる。この両者は対立概念ではなく、むしろ調和を保ち、折にふれてエネルギー交換をし合っているものである。

この意味から、森田療法は、〝死の恐怖〟を〝生の欲望〟へと方向転換させる一つの操作とみることもできる。

●柔順

はからいのない、素直な態度であるが、これは盲従とは異なる。次のような例がある。

森田がある神経質者に対して、「わしのいうとおりにすれば治る。どうだ、実行するか」と言うので、患者は「ハイ、何でも実行します」と答えたところ、「それなら今、そこでぐるぐる三べんまわって、わしにおじぎをしてみたまえ」と言った。

患者がそのとおりにすると、森田は「それは柔順でなくて盲従というものだ。ほんとに柔順な人なら、恥ずかしがってモジモジするか、あるいは〈そいつはどうも……〉とか言って、頭を掻いたりするだろう。君は〈柔順でなくてはいけない〉という屁理屈にとらわれて行動しているのだ」と述べたという。

●主観的虚構性

高良武久が提唱した概念。神経質者は自己に関して、冷静に、あるがままに事実を客観視することが困難である。これは患者の心気的気分によって、その判断が彩色され歪曲(わいきょく)されるためである。そのために患者の訴える症状の内容が、事実と著しく異なっていることが多い。これを神経質者の〝主観的虚構性〟という。

●守破離(しゅはり)

もともと剣道の言葉。まず基本に忠実に守りの姿勢をとる。それができるようになれば、守りを破っていろいろと工夫してみる。そして師の教えから離れて自分の道を歩む。しかし、そうしているうちにまた「守」にもどり、「破」「離」へと進む。これを繰り返しながら上達する。

この過程が森田療法の治癒過程に似ているので、引用されることがある。

●純な心

汚れのない純情無垢(むく)な心。素直と同義語に解される場合が多いが、純な心の持ち主でもなかなか強情な人もいる。森田は茶碗を落として割り、「あっ、しまった」と壊れた茶碗を手にとり、割れ目をつなぎ合わせてみる心を純な心と表現している。

茶碗を割った理由を、いろいろとあげて弁解する心理は、純な心ではない。

●症状は逃げれば逃げるほど追っかけてくる、抗(あらが)えば抗うほど大きくなる

大原がよく使用する言葉。症状は「あるがまま」に受け入れるべきだという意味。

●性(しょう)を尽くす

「己の性を尽くし、人の性を尽くし、物の性を尽くす」という言葉がある。

己の性を尽くすということは、自分のあるべき姿を自己洞察し、生の欲望に沿って建設的な生活を送り、自己実現をするように現在を頑張ることであり、人の性を尽くすことは、その人の本来あるべき姿を認めて、それを伸ばしてやることである。

物の性を尽くすことは、その物の存在意義を確認し、その価値を高めてやること。

●神経質（症）

森田は、森田療法が適用する神経症の一群を神経質と呼んだ。しかしその一方では、一つの性格特徴として神経質という名称を用いてもいる。

森田が神経質者を他の精神障害者から峻別(しゅんべつ)し、病名とも、性格特徴ともつかない名称を与えたその背景には、「神経質は病気ではない」という信念があったと想像されるが、高良は神経質を神経症の一型と考え、これを神経質症と呼び、神経質を性格特徴をあらわす言葉として整理した。

しかし、現在でも森田の真意をくんで、神経質という名称を従来どおりに用いる学者が多い。

この意味から、病名（病態像）として〝神経質〟という名称を使用する場合には、森田神経質とすべきだという意見も強い。

●精神拮抗作用

精神拮抗作用も症状固着の原因となる。とくに強迫観念では、この機制が大きな役割を務める。これは自己の心身の現象を自己保存上不利なもの、あるいは不快なものとして排斥(はいせき)したり、否定したりしようとする態度である。

たとえば、多人数の前で恐怖を自覚した場合、恐怖を排斥しようとしたり、平気でなければならないと念願しても、それに成功しないから、不可能を可能にしようとする葛藤すなわち強迫観念の原因になる。

この機制によって、精神交互作用が促進される。

●精神交互作用

神経質の発病に決定的な重要性を持つのはヒポコンドリー性基調であるのに対し、症状の発展に決定的な重要性を持つのがこの精神交互作用である。

これは、ある感覚に対してそこに注意を集中すれば、その感覚は鋭敏となり、この鋭敏になった感覚はさらにますます注意をそれに固着させ、この感覚と注意がさらに交互に作用し、ますます感覚を過敏にする精神過程である。

●生の欲望

この概念の設定は、森田の基本的な考え方の一つである。一般に〝生の欲望〟とは、人間が絶えず向上・発展を志向する欲望と解されているが、森田の文献を分析してみると、次のような種種の願望が含まれている。

①病気になりたくない、死にたくない、生きたい、②よりよく生きたい、人に軽蔑(けいべつ)されたくない、人に認められたい、③知りたい、勉強をしたい、④偉くなりたい、幸福になりたい、⑤向上発展したい、……など。

この欲望は、いわばプラスの方向に向かう精神的エネルギーであり、精神的に健康な者は誰でも十分に持っている。

●絶対臥褥(ぜったいがじょく)

森田療法の第一段階として絶対臥褥療法が施行される。これは、患者を一室に寝かせ、洗面・用便・食事以外は一切の刺激を断つ方法である。

この効果は、①破瓜(はか)型統合失調症やうつ病や意志薄弱性精神病質では刺激飢餓の状態が起こらず、その鑑別診断になる、②心身の安静、③煩悶即解脱への導入、④活動意欲を自覚させ、次の作業期の準備をさせる、……などが考えられている。期間は、だいたい一週間である。

●是空（ぜくう）

森田正馬の元の雅号。

●啐啄同時（そったくどうじ）

治療機が熟すことをいう。ひなどりが孵化（ふか）する時、親どりの殻（から）をついばむのと、ひなどりの殻を破ろうとする行動が同時に起こるというところから出ている。

森田療法家の中には、嘴啄（したく）同時、砕啄（さいたく）同時という言葉を使用する人がいるが、この種の言葉は辞書にはない。

●大疑あって大悟あり

迷うだけ迷うがよい。疑うだけ疑うがよい。その葛藤が大きければ大きいほど、悟りも大きいのである。

●退屈期

絶対臥褥の初期には、通常、心身の安静がえられる時期、煩悶する時期があり、続いて四、五日頃から、何もしないで横臥しているのを退屈に思う時期がくる。

早く起床して何かをしたいという願望は、〝生の欲望〟が存在する証拠だと説明される。〝生の欲望〟に乏しいうつ病、統合失調症、意志薄弱症の人格障害などでは、退屈期はみられない。

●体験療法

森田療法では、体験を通して理解すること（体得）が重視される。頭で理解するのではなく、行動によって、体験的に理解するのである。この点を重視して、森田療法を体験療法と呼ぶ人もいる。

●調和

森田理論では、およそ対立概念というものがない。〝生の欲望〟と〝ヒポコンドリー性〟を例にとっても、一見対立概念に思えるものが、人格という一つの器の中で調和を保っている。

ともすれば見落とされがちな〝調和〟の概念は、森田の人生観を象徴するものでもある。森田の人生目標はひと口にいって、その時代、その集団の持つ〝偉い人〟ということになろうが、そこには集団の常識に対する森田の絶対的な信頼感があるように思える。

彼にとって、健康な人間が地位を目ざし、富を求め、その時代において〝偉い人〟といわれる人生目標に向かうことは、人間として自然の心情と考えられた。しかしその裏面には、常に〝調和〟が保たれている必要がある。

いかに富を得ようと、地位を求めようと、〝調和〟のないところには(非・反社会的であれば)、しょせんその人間は〝偉い人〟ではあり得ないのである。

●通信指導

遠方のために通院できない患者には、時によって文通による生活指導が行われる。方法は日記指導に準ずる。

●適応不安

高良の提唱した概念。高良は森田によるヒポコンドリー性基調という概念設定の曖昧(あいまい)さに疑問を抱き、それに代わるものとして適応不安という概念を唱えている。

高良によると、適応不安とは、自己の現在の状態をもって環境に順応しえないとする不安である。この意味からすると、適応不安とは一つの症状であり、厳密にはヒポコンドリー性基調とは異なった内容を持っている。

●とらわれ

森田説では、神経症を引き起こす葛藤の発生機転を〝とらわれ〟とか〝注意〟とかによって説明する。すなわち、葛藤の発生は「とらわれるからである」とか「注意しすぎるからである」とかいうふうに、自我の側から説明される。

新福尚武（しんぷくなおたけ）によると、〝とらわれ〟や〝注意〟の個体的条件は、これを単に疾病恐怖とか、死に対する恐怖とかいった単純な本能的なもののみと見なすことはできず、もっと複雑な内容の傾向を持っている。

それは疾病・死・異常の恐怖のほか、完全欲、優越欲、罪悪感、良心のとがめなども関係している。

●頓悟（とんご）

突如として悟りが開けること。

森田療法の治療過程で、それまで症状にとらわれていたものが、何かのきっかけで急にとらわれから解放されることがある。

●悩みがいのあることを悩む

フランクルの言葉。

悩みがいのないことを悩んでもしかたがない。悩みがいのあることは、むしろ悩んだほうがよい。

●「治らずして治った」

『愛と認識の出発』や『出家とその弟子』で有名な劇作家倉田百三（くらたひゃくぞう）は、三十五歳の頃に強迫観念に悩み、森田療法を受けて治った。

倉田は自らの治療体験を「神経質者の天国」で回想し、「治らずして治った」と表現した。自分の性格やこだわりは別に治ったわけではないが、あるがままに受け入れ、それを建設的に生かせば治ったことにもなるという意味で、言い得て妙である。

森田はそれを聞いて、「その表現にはまだこだわりがある。素直に『治った』と言えばよい」と語ったそうである。

●なりきる

勉強や仕事、あるいは変化流動するさまざまな現象にとけこむという意味で、いわば没我（ぼつが）の状態である。

自己と外界が合一したこの体験を、森田はさまざまな立場から、純主観、直観、体得、物になりきるなどと表現している。

●日々是好日（にちにちこれこうじつ）

雲門禅師の言葉。

仕事・勉強で充実した一日が送られればそれは好日であり、充実した一日が送られなければそれは悪しき日である。その間の気分は、問題ではない。

●日記指導

患者に毎日の生活を日記に記録させ、医師はそれによって患者の生活内容を知ると同時に、注を加えて生活内容の向上に努める方法。

入院患者には毎日施行し、外来患者では一週間に一度行うのが通例である。日記は、行動本位につけさせる。

●人間、生きる目標があれば、たいていの苦難に耐えることができる

「人生に目的を持て」という意味で、大原がよく使用するニーチェの言葉。

●人間は不安の存在である

サルトルの言葉。

「人間は不安そのものだ」ということで、不安常住と同じ意味。

●眠りは与えられただけとる

身体が眠りを要求すれば、人間は電車の中でも眠るし、極端な場合には歩きながらでも眠る。しかしこれとは逆に、身体が眠りを要求しなければ、いくらベッドに横になっていても眠れるものではない。

眠りは与えられただけとる、という軽い気持ちが大切。五、六時間横になっているだけで、次の日に働くだけのエネルギーは、回復するのである。

●はからい
小細工を弄（ろう）すること。はからいのない心とは、純な心という意味である。

●煩悶即解脱（はんもんそくげだつ）
心に思い悩むことがあっても、それから逃れようとせず、むしろ思い切り悩んでやろうという態度をとれば、煩悶の気持ちは消退し、自（おのずか）ら解決の道が開けてくる。

●久亥（ひさい）
森田久亥（一八七五〜一九三五）は森田正馬の妻。

内助の功高く、森田を助けて森田療法の創始に貢献した。森田の従妹（いとこ）でもある。

●日新又日新（ひにあらたにまたひにあらたなり）

中国の『大学』に出てくる言葉。

毎日は同じように見えても、昨日と今日とは異なる。今日は新しい一日である。昨日よりは今日、今日よりは明日と、より充実した人生を送ろう。

●ヒポコンドリー性

〝死の恐怖〟と同義語。神経質者に生ずるヒポコンドリー（心気症、気病み）である。森田は、神経質者に出現するヒポコンドリーは、他の疾患の持つヒポコンドリーとは似て非なるものであると考え、ヒポコンドリー性と名づけた。これは、他の精神障害者に比して神経質者には〝生の欲望〟が強いと考えたことに起因している。

森田によれば、お稲荷さんの鳥居の赤いのもポストの赤いのも、赤いという点には変わりはないが、本質的には同一の赤色ではない。それと同じように、神経質者のヒポコンドリーは他のヒポコンドリーとは異なったもの、ということになる。

●ヒポコンドリー性基調

森田は神経質の発病を考察し、その動機に特異性を認めることができず、したがって、神経質が発病する上で最も重要なものはその精神的素質であるとし、それをヒポコンドリー性基調と呼んだ。

ヒポコンドリー性基調は森田の仮説的な設定であるが、これは素質的なもの（生来的なもの）とはいうものの不変的ではなく、環境（たとえば親の養育態度）によって変化しうるものである（なお、ヒポコンドリー性とヒポコンドリー性基調を同義語と見なす学者もいるが、ヒポコンドリー性と生の欲望との関係、森田の素質論などを考慮すると、両者は当然区別されるべきものである）。

●ヒポコンドリー性体験

森田神経質の心理機制を触発する結実因子。森田によると、これは日常生活における偶発的な体験である。

心身の種々な不調、対人関係の失敗、社会的活動における欲求不満など、自己の心身の状態あるいはその機能を反省せざるを得ないような、また、反省するのが当然のようなさまざまの体験である。

したがって、森田神経質の中には、思い当たる動機もないままに発病したと述べる人も意外に多い。

●不安常住

人間が生きていくためには、不安はつきものである。希望が大きければ大きいほど、不安も大きくなる。

不安は、なくてはならないものである。不安から逃げようとすると、不安はどこまでも追っかけてくるし、不安に抗すれば、不安はどこまでも大きくなる。不安はあるがままに受け入れ、やらねばならないことをやっていくべきである。

●不安心即安心

不安心であっても、じたばたせずにそれを甘受すれば、次第にそのような気分は消退し、あってなきがごとき状態になる。

●不問療法

患者の症状に関する訴えは、「言葉にとらわれる」「理屈にとらわれる」として極力取り上げずに、ひたすら行動を通しての体得に至らせる技法である。

絶対臥褥はその象徴的な状況ということができ、森田療法を特色づける技法の一つである。

●平常心是道(これみち)

南泉(なんせん)禅師の言葉。

はからいのない、素直な気持ちが取りも直さず人の求める道である、という意味。「趙州南泉に問ふ、如何なるか是れ道、泉云く平常心是道」
『続古今和歌集』に「まことしく仏の道を尋ぬればただよのつねの心なりけり」とある。

●防衛単純化

高良が提唱した概念。自己の心身の状態が生存上不利であると思う不安気分（高良のいう適応不安）は誰にでも生じうるものであるが、健康人では通常この不安は一定の対象に限局されてはいない。しかし、神経質者では、不安感情が一定の対象を指向する傾向が強くあらわれる。不安の対象として病気・天災・事故・経済問題・対人関係などのほかに、自己自身の弱点と思われるものも非常に多い。

神経質者がこれらすべてに対決するには、敵があまりに多すぎる。そこで、作戦として敵を一つにしぼることが有利になる。そのため、ある一定の事柄を自己保存上最も有害不利のものとして、これを排斥（はいせき）しようという心理機制が生まれる。これを防衛単純化という。

●発作性神経症

森田の命名による。

不安神経症、心臓神経症ともいわれる。恐怖・不安の感動で、心悸亢進、呼吸困難、胸苦しさ、手足のふるえ、脱力発作、失神しそうな感じ、冷や汗など、主として身体的な症状（不安による自律神経の失調状態）の形をとって出現する。

最近、パニックディスオーダー（恐慌性障害）と分類される状態像は、森田風にいえば、重症の発作性神経症の場合もあれば、ヒステリー性を帯びた発作性神経症の場合もあると考えられる。

●法性（ほっしょう）

森田正馬に似合わず宗教的な表現であるが、次のように説明している。

「……吾人の血行も、心の中に起こる感情や強迫観念も、皆法性であって、常に必ず自然の法則に支配されてゐる。夢も偶然の思ひ付きも、忘却も、執着も、皆必ず之に相当する事情の存するありて、初めて然るのである。頭痛、眩暈も、必ず其起こるべきに起こる弥陀（みだ）の配剤なれば、煩悶、恐怖も、必ず其あるべきにある自然法則の支配である」

●目的本位

気分にとらわれないで、目的達成を重視する生活態度をいう。

たとえば、竹を買いに出かけたら、その間の気分は問題ではない。竹を買ってくれば目的が達成されたわけで、成功である。竹を買ってこなければ、気分がよかろうと、悪かろうと失敗である。

その意味から、森田療法では気分本位の生活態度を廃して、目的本位の生活態度をとるようにというアプローチがなされる。

●求不可得

求めて得べからず、慧可(えか)大師の言葉。解決を求めてあせっても、道は開けないという意味。森田療法ではよく「時がすべてを解決してくれる」と説明される。

●柳は緑、花は紅

柳は緑色で桃の花は紅色である。そこには何のはからいもなければ、何の小細工もない。あるがままの姿である。

〝あるがまま〟と同じ意味。

●夢の中の有無は、有無ともに無なり

夢の中でよいことが起ころうと、悪いことが起ころうと、起こらないも同じことである、という意味。

夢に悩む患者にアプローチする言葉。

●笑って青山を望めば山また笑い、泣いて碧水(へきすい)に臨めば水また泣く

愉快な気分で山を仰げば、山も笑っているようだし、悲しい気分で流れる水を眺めると、水も泣いているようだ、という意味。

本書は『神経質性格、その正常と異常――森田療法の科学』（講談社、一九九七）に序章として「森田正馬の業績」（精神医学、第42巻、八五五‐八六一頁、二〇〇〇）を加え、若干の加筆修正を行い、改題したものです。

著者紹介

大原健士郎（おおはら　けんしろう）
1930年，高知県に生まれる。東京慈恵会医科大学を卒業。東京慈恵会医科大学助教授を経て，浜松医科大学教授となり，1996年に同大学名誉教授となる。著書には『森田療法』『シングルライフの心もよう』『人はみな心病(や)んで生きる』『あるがままに生きる』『「死にたい」は「生きたい」』『心を癒(いや)す処方箋』『「心の病(やまい)」，その精神病理』『「家族愛」，その精神病理』『とらわれる生き方，あるがままの生き方』『老いて，わがままに生きる』『「職員室」の心の病(やまい)』など多数がある。自殺やアルコール依存症の研究でも有名。
（連絡先）横浜相原病院　電話 045-362-7111

大原健士郎選集①
神経質性格、その正常と異常　——森田療法入門

2007年11月6日　初版第1刷発行

著　　者　大原健士郎
発 行 者　石澤雄司
発 行 所　株式会社 星和書店

東京都杉並区上高井戸 1-2-5　〒 168-0074
電　話　03(3329)0031（営業部）／(3329)0033（編集部）
FAX　03(5374)7186
URL　http://www.seiwa-pb.co.jp

ISBN978-4-7911-0647-9